Prazer em conhecer

Você acha que sabe tudo sobre sexo?

Prazer em conhecer

Você acha que sabe tudo sobre sexo?

Débora Pádua

EDITORA
ALAÚDE

O texto deste livro foi fixado conforme o acordo ortográfico vigente desde 1º de janeiro de 2009.

PRODUÇÃO EDITORIAL Editora Alaúde
PREPARAÇÃO DE TEXTO E REVISÃO Bia Nunes de Souza
ILUSTRAÇÃO DE CAPA Caio Borges
ILUSTRAÇÕES Bianca Vianni
IMPRESSÃO E ACABAMENTO Bartira Gráfica

1ª edição, 2011 (1 reimpressão)

Dados Internacionais de Catalogação na Publicação (CIP)
(Câmara Brasileira do Livro, SP, Brasil)

Pádua, Débora
Prazer em conhecer: você acha que sabe tudo sobre sexo? / Débora Pádua - São Paulo : Alaúde Editorial, 2011.

ISBN 978-85-7881-095-5

1. Casais - Aspectos sexuais 2. Homem - Mulher - Relacionamento 3. Sexo - Obras de divulgação
I. Título. 11-09909 CDD-306.7

11-09909 CDD-306.7

Índice para catálogo sistemático:
1. Sexo : Obras de divulgação : Sociologia 306.7

2016
Alaúde Editorial Ltda.
Avenida Paulista, 1337, conjunto 11
São Paulo, SP, 01311-200
Tel.: (11) 5572-9474
www.alaude.com.br

Compartilhe a sua opinião sobre este livro usando a hashtag **#PrazerEmConhecer** nas nossas redes sociais:

/EditoraAlaude
/EditoraAlaude
/AlaudeEditora

Sumário

PREFÁCIO

AGRADECIMENTO

INTRODUÇÃO - Aprendendo sobre sexo, 11

CAPÍTULO 1 - Coisinhas de mulher - A vulva e suas pequenas partes, 15

CAPÍTULO 2 - As fases da sexualidade da mulher - Do desejo ao orgasmo!, 31

CAPÍTULO 3 - Mulher se masturba, sim!, 39

CAPÍTULO 4 - Ponto G e ejaculação feminina, 45

CAPÍTULO 5 - Coisinhas de homem - O pênis e suas pequenas e grandes partes, 51

CAPÍTULO 6 - Sexo oral - Entre mitos e verdades, um prazer inquestionável!, 62

CAPÍTULO 7 - Sexo anal, 71

CAPÍTULO 8 - Exercícios perineais e pompoarismo, 81

CAPÍTULO 9 - Pompoarismo para gestantes, 107

CAPÍTULO 10 - Preservativos - Transforme o útil em muito agradável!, 112

CAPÍTULO 11 - Sexo não só pode como deve ser gostoso e muito prazeroso!, 118

CAPÍTULO 12 - Fantasias sexuais - Invista nesta brincadeira e descubra sensações maravilhosas!, 124

CAPÍTULO 13 - O que toda mulher deveria saber sobre sexo, 130

CAPÍTULO 14 - O que todo homem deveria saber sobre sexo, 136

Prefácio

Você acha que sabe tudo sobre sexo?

O desenvolvimento pleno da sexualidade é um dos objetivos do trabalho de Débora Pádua. Na rotina do consultório e por meio dos cursos e palestras que ministra, ela procura auxiliar as mulheres tanto na parte física, mostrando a importância do trabalho da musculatura da região pélvica, como na emocional, ouvindo e esclarecendo as dúvidas de seus pacientes sobre sexo.

A transformação desta experiência em livro permite aos leitores o contato com a abordagem especial que a autora tem sobre o assunto – leve, delicada e sincera. E o mais importante, a descoberta de novas facetas de um assunto tão comum e ao mesmo tempo tão mistificado.

Durante séculos a sexualidade da mulher tem sido reprimida. Ainda hoje, vemos o reflexo disso na desinformação a respeito do próprio corpo e na dificuldade de assumir seu direito ao prazer.

Prazer em conhecer trata o sexo sem preconceitos e oferece informações preciosas sobre o assunto de maneira prática e gostosa. É uma leitura essencial para mulheres e homens, um caminho para o autoconhecimento, para descobrir e aprimorar o prazer sexual, fundamental para uma vida saudável e feliz.

dr. José Bento de Souza
médico ginecologista e obstetra

Agradecimento

Agradeço imensamente a Deus por me dar a oportunidade, coragem e determinação de escrever este livro e assim passar meu conhecimento e fazer a diferença na vida de muitas pessoas. Agradeço a Ele por colocar as pessoas certas no meu caminho.

Agradeço por ter tido, quando recém chegada a São Paulo, a oportunidade de conhecer Daniela Tonetti e seu marido, dr. José Bento. Juntos, eles viram em mim um potencial que talvez nem eu mesma soubesse que existia. Sou grata por ele ter confiado na minha capacidade e no meu trabalho para cuidar de muitas de suas pacientes.

Não posso deixar de dedicar este livro a toda a minha família e, em especial, à minha mãe, Iracy, que me ensinou a ir atrás dos meus objetivos, mesmo que ninguém acreditasse neles. Agradeço principalmente à minha irmã Josy, a primeira a me mostrar que meu conhecimento deveria ser passado a outras pessoas; sem ela, com certeza nada disso estaria acontecendo. Também não posso deixar de agradecer à minha irmã Ana Paula, ao meu padrasto, Sérgio, à minha avó Regina, aos meus cunhados Renato e Thiago e à minha sobrinha Gabriella. Obrigada pelo carinho e por compartilharem comigo os desafios e estarem ao meu lado neste momento especial.

Ao meu marido, Rafael, pelo apoio, amor e compreensão nos momentos bons e ruins. Por me tolerar quando não conseguia escrever nenhuma palavra, vibrar comigo ao final de cada capítulo e, principalmente, ter orgulho de mim e admiração em todos os momentos!

A todas as amigas e os amigos que contribuíram de muitas formas para que esta conquista acontecesse.

Por último, a todas as minhas pacientes e alunas que, a cada tratamento, palestra ou curso compartilham comigo histórias, confidências e aflições, fazendo com que, além de ensinar, eu possa aprender cada vez mais.

Acreditar em Deus e nos sonhos é algo indispensável na vida!

APRENDENDO SOBRE SEXO

Quando decidi escrever este livro, fui motivada por algumas questões bastante intrigantes e interessantes. Como fisioterapeuta há quase dez anos e especialista em uroginecologia há mais de sete, tenho passado os últimos anos de minha vida profissional em contato com homens e mulheres, sempre tratando e conversando sobre um dos temas mais polêmicos e, ao mesmo tempo, mais populares da humanidade: sexo!

Seja por questões de saúde, seja para simplesmente ensinar-lhes a ter mais prazer, o fato é que fui me dando conta do quanto me deparava, diariamente no consultório, com a necessidade que muitas pessoas têm de expor suas dúvidas, compartilhar experiências e fazer perguntas que, num primeiro momento, podem até parecer óbvias, mas não são! E não por falta de informações disponíveis para quem quiser ler, mas porque cada pessoa tem as próprias impressões a partir de sua história, que é sempre única.

Resolvi, então, reunir todo o meu conhecimento teórico e a minha experiência clínica, considerando tanto a vivência no consultório com homens e mulheres como a que tenho nos cursos que ministro para mulheres de todas as idades. A intenção é propor uma conversa com meus pacientes, leitores e amigos sobre sexo. Sinto que o potencial de cada um para o prazer e a felicidade nessa área da vida tem sido negligenciado e muitas vezes, abandonado. E tudo isso por pura falta de informações objetivas, claras e pontuais.

Para compreender melhor o que faço, diria que sou uma espécie de *personal trainer* dos músculos perineais de homens e mulheres com o intuito de prevenir e combater alterações na região. Em geral, meus pacientes são indicados por ginecologistas, urologistas, proctologistas e geriatras em casos de alterações como fraqueza muscular, deslocamentos dos órgãos pélvicos, pré e pós-cirúrgicos, hipertrofias, enfim, tudo o que é relacionado à pelve.

Mas não só para isso! As alterações indicam, em princípio, algo de errado na parte física. No entanto, muitos dos ditos problemas sexuais surgem por conta de pouca ou nenhuma conversa sobre o assunto com o parceiro, do medo da rejeição ou da incompreensão do outro, enfim, por motivos externos aos órgãos em si. Estou certa de que bastaria um pouco mais de conhecimento e contato com o próprio corpo para que muitas pessoas se sentissem mais seguras e preparadas para vivenciar sua sexualidade com espontaneidade. É por isso que também os psicólogos e sexólogos me encaminham seus pacientes, já que, muitas vezes, tratamos sobretudo de ajustes emocionais e autoconhecimento.

Poderia dizer também que meu consultório é uma espécie de academia para os genitais. Popularmente falando, é como se fosse uma oficina de aprimoramento dos "brinquedos do *playground*" – pênis, vagina, períneo, ânus e adjacentes. Ou seja, um lugar para a pessoa aprender a trilhar com autonomia seu caminho para a plenitude. Mais ou menos por aí, vou ensinando meus pacientes a identificar cada partezinha de sua região sexual, fortalecendo músculos e exercitando seu motorzinho do prazer.

E o mais curioso é que o problema começa, muitas vezes, pela própria necessidade de dar nome aos bois. Quando vou falar de sexo com meus pacientes, percebo que muitos deles se sentem bastante constrangidos, sem saber que termo usar na conversa. A confusão se arma e a conversa só flui quando deixo bem claro que o nome pouco importa. Eu prefiro chamar de "pênis" e "vagina", mas entendo que cada pessoa e cada casal tenha sua própria maneira de se referir aos seus órgãos. O importante mesmo é encontrar um jeito de falar sobre esse assunto, tão importante na vida de todos nós.

Em meus cursos para as mulheres, reúno vaginas de todas as idades, com todas as expectativas e suas mais eloquentes experiências sobre sexo. Aos poucos, elas vão se soltando, sentindo-se à vontade e, cada uma no seu ritmo, vão expondo dúvidas, medos, crenças, tabus, preconceitos, desejos e fantasias. Juntas, aprendemos sobre anatomia, sexo oral, homens, mulheres, orgasmo, masturbação e até temas mais polêmicos como sexo anal.

Muitas chegam para o curso sem muitas expectativas, já que o que não faltam são fontes de informações sobre o assunto. Quando se trata de experiências pessoais, íntimas e reais, porém, são raros os homens e as mulheres que compartilham suas sensações, seus pensamentos e suas impressões.

O que vejo a cada encontro que promovo é que não importa a idade — jovens, maduras ou senhoras: as mulheres estão ávidas por reconhecer o próprio potencial e vivenciar a integração entre suas emoções e seu corpo. Entretanto, cheias de receios por conta da educação extremamente rígida, engessada e equivocada que receberam, muitas sequer conseguem se tocar. Algumas famílias nem chegam a ser tão rígidas, mas simplesmente fazem de conta que o sexo não existe. Conheci diversas alunas que nunca ouviram a palavra "sexo" em casa.

Isso mesmo! Nossa cultura ainda incentiva — mesmo que de forma também equivocada — que só os homens toquem o próprio corpo, conheçam seus genitais e aprendam a manipulá-los em busca do prazer. Apesar de todas as conquistas do universo feminino, elas ainda são pouco estimuladas a conhecer ou sustentar seus desejos, a admitir do que gostam e a ser feliz sexualmente.

Dessa forma, não só se privam das inúmeras sensações que poderiam experimentar ao vivenciar sua sexualidade como também desconhecem maneiras simples e pontuais de potencializar as sensações de prazer.

Outra questão que serve para dificultar ainda mais esse processo recai sobre a anatomia feminina e masculina. Enquanto os órgãos sexuais dos homens são exteriores, facilmente visíveis e manipuláveis, os femininos são, em grande parte, internos, difíceis de ser vistos e manipulados.

Isso quer dizer que uma mulher só se toca se estiver conscientemente decidida a fazê-lo. Mães, por exemplo, já pressupõem que os filhos homens começarão a se masturbar ao atingir certa idade, mas poucas são as que admitem que suas meninas também fazem isso. A maioria, caso presenciem o ato da filha, imediatamente recrimina e interpreta moralmente a atitude. Ou seja, se uma mulher se toca e gosta, é julgada e condenada socialmente. Assim, a tendência é que ela vá reforçando esse medo e esse preconceito em relação ao próprio corpo.

Tudo isso para dizer que, para se conhecer e se cuidar, uma mulher precisa, antes de qualquer coisa, estar disposta e se permitir. Terá de aprender sobre si mesma empenhando-se e descobrindo-se. O maior objetivo deste livro é mostrar que esse autoconhecimento, além de garantir uma vida muito mais saudável em vários aspectos, também servirá para melhorar, e muito, sua qualidade de vida e sua vontade de se relacionar e vivenciar o prazer.

Por fim, vou ensinar aqui também a poderosa técnica do pompoarismo. Muito se tem divulgado sobre essa prática, mas apenas para valorizar seu aspecto sensual, o de seduzir os homens e garantir a eles um prazer ainda maior nas relações. É verdade que o pompoarismo também serve para esse fim, mas serve para muito mais do que isso.

Neste livro, o pompoarismo será tratado sob o olhar de uma fisioterapeuta conhecedora dos aspectos clínicos, com o cuidado de ensinar também os importantíssimos detalhes acerca do corpo masculino e feminino, a fim de que a técnica possa beneficiar integralmente tanto os homens quanto as mulheres. Depois de todos esses anos compartilhando conhecimentos sobre o assunto, tenho o prazer de registrar nas próximas páginas tudo de bom que você pode aprender para tornar sua vida e seu sexo muito mais gostosos e saudáveis.

A autora

Capítulo 1

COISINHAS DE MULHER

A vulva e suas pequenas partes

Autoconhecimento é fundamental para quem deseja ser saudável e sentir prazer. Ou seja, se você não sabe como são, para que servem e como funcionam as pequenas partes do seu corpo, especialmente aquelas sobre as quais parece que é proibido falar, fica difícil de se cuidar de modo adequado e, mais ainda, sentir prazer. Afinal de contas, você não sabe onde ou como pode e deve se tocar ou ser tocada.

Muitas mulheres certamente vão se perguntar o que será que ainda não sabem sobre o próprio corpo. Depois de alguns anos trabalhando com elas, trocando informações e conversando sobre o assunto, percebi que bem poucas são as que se conhecem realmente. Mesmo aquelas que sabem um pouco mais, descobrem pelo menos alguns detalhes de seu corpo que podem fazer toda a diferença em sua qualidade de vida, principalmente na relação sexual e na saúde.

Existem vários tipos de vaginas. Magras, gordinhas, pequenas, grandes. Uma mulher não sabe como é a vagina da outra, mesmo entre suas melhores amigas. Elas não falam sobre isso, diferentemente dos homens que sabem qual o tamanho do pênis dos amigos, a largura, sabem quantas vezes transam por semana etc.

O corpo humano tem muitas diferenças anatômicas entre si e entre os gêneros. Vou começar indo direto ao ponto e detalhando a anatomia da vulva, popularmente chamada de vagina. Ela será assim chamada daqui para a frente para o melhor entendimento de todos, mas saiba que você pode e deve chamar a sua como bem quiser. É sua! Parte de você! Aliás, parte essencial, fonte de alegria e prazer.

Mas, por incrível que pareça, muitas das mulheres que conheço no meu ambiente profissional têm algum preconceito em relação à sua vagina. Acredito que isso se deva ao fato de serem pouco observadas e tocadas. Se o problema é com a palavra "masturbação", esqueça-se disso por um instante. Troque-a por "autoconhecimento". Pense que você está se conhecendo, que você precisa saber do que gosta, até para ensinar ao seu parceiro. O homem não sabe, ele não tem vagina! Nós é que temos, por isso, nós é que sabemos – ou deveríamos saber – como queremos ser tocadas.

Ao contrário de nós, se tocado de um jeito que não gosta – por exemplo, estamos apertando pouco ou muito o seu "brinquedo" –, o homem imediatamente protesta! Pega a mão da mulher e arruma, fala que quer assim ou de outro jeito. A mulher, não! Às vezes, está sendo machucada, tocada sem lubrificação, está sentindo arder, sangrar, e não fala nada! Não reclama, não muda de expressão, simplesmente porque acha que não deve reclamar!

Até no sexo oral isso acontece. Às vezes, a mulher está sendo estimulada de um jeito que não gosta, mas se não falar, o homem não tem como saber. As mulheres precisam conhecer seu corpo e mostrar para o outro o que gosta e o que não gosta, porque isso melhora demais suas relações sexuais e as faz sentirem-se muito melhores consigo mesmas, mais independentes, inteligentes e satisfeitas.

Já lidei com muitas que consideram sua vagina feia. Outras simplesmente acham muito estranha essa parte do corpo. Muitas nunca se viram de perto, intimamente, com as pernas abertas diante de um espelho! Por fim, são poucas as que gostam e estão satisfeitas com a própria vagina. Mas pense comigo: não é de se questionar por que, desde pequenas, aprendemos a observar várias partes de nosso corpo, mas raramente a própria vagina? Abrimos a boca, olhamos nossos dentes, reparamos se estão sujos ou não, observamos e tocamos nariz, olhos, braços, pernas, umbigo, enfim, várias partes do corpo e praticamente ignoramos a existência da vagina, embora seja uma parte do corpo igual a qualquer outra.

Lembramos que ela existe somente no momento de urinar. Usamos, limpamos e guardamos, cobrindo com a calcinha. Também nos lembramos dela ao tomar banho, mas só superficialmente e sem nos demorarmos, claro! Aprendemos que devemos lavá-la com atenção e cuidado e só! Se com você a história foi diferente desde bem cedo, quando ainda era uma menina, certamente já se pegou pensando se estava fazendo algo errado quando resolveu investigar melhor essa partezinha escondida entre as pernas.

As partes básicas na anatomia feminina são:

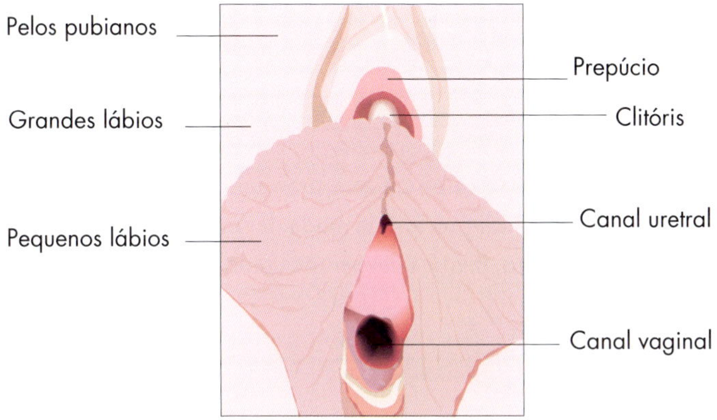

Já aconteceu de eu mesma pegar um espelho e mostrar a vagina da minha paciente para ela. E sabe o que já ouvi diversas vezes? "Nossa, que coisa horrorosa!" Não, não é horrorosa! É linda e mágica!

Pois bem! Agora é a hora de conhecer melhor suas formas arredondadas e sensíveis, suas cores, seus cheiros e as sensações que ela pode lhe proporcionar. Isso é o que chamo de autoconhecimento essencial e existe apenas uma forma de fazer isso: olhando para ela e, principalmente, tocando-a. Mas antes vamos a algumas informações para que o autoconhecimento seja completo e útil!

Muitas são as diferenças que envolvem essas pequenas partes. A seguir, observe alguns formatos de vaginas para perceber como uma pode ser diferente da outra, dependendo da estrutura física de cada mulher.

Uma das grandes questões em torno da vulva, ou vagina, é seu cheiro. A vagina tem um cheiro característico que incomoda muitas mulheres, mas o que elas não sabem é que, além de normal, trata-se de um odor que agrada a maioria dos homens. Portanto, não se preocupe e não exagere nos perfumes, sabonetes ou qualquer outro produto cuja intenção seja eliminar o odor vaginal. Somente se o cheiro se tornar mais forte, perceptível e desagradável é que você deve informar ao seu médico.

Além disso, é bom saber que o cheiro da vagina pode se modificar com alterações hormonais, ou seja, dependendo do momento em que você se encontra, o cheiro pode ser acentuado ou ficar mais ameno. Um odor ruim, porém, pode ser indicativo de alguma alteração patológica, ou seja, algum tipo de bactéria ou fungo, e a mulher deve procurar seu médico ginecologista o quanto antes.

Anatomia

Para descobrir qual é seu tipo ou se a sua vagina se parece com alguma das mostradas aqui, você vai precisar da ajuda de um espelho. Esse é o início do seu autoconhecimento, já que talvez nunca tenha se olhado tão de perto.

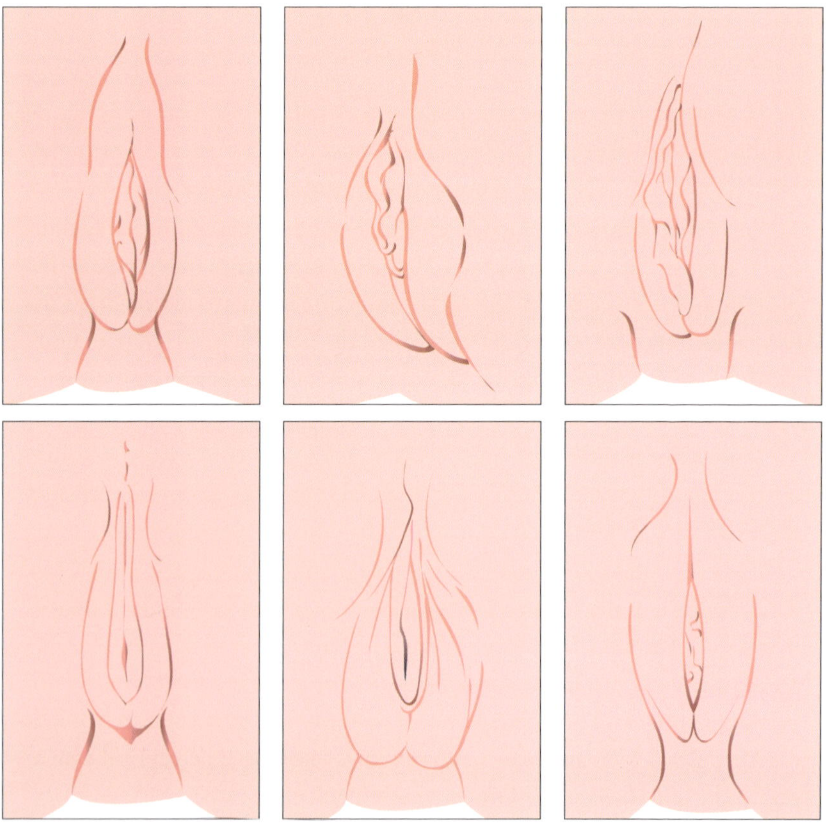

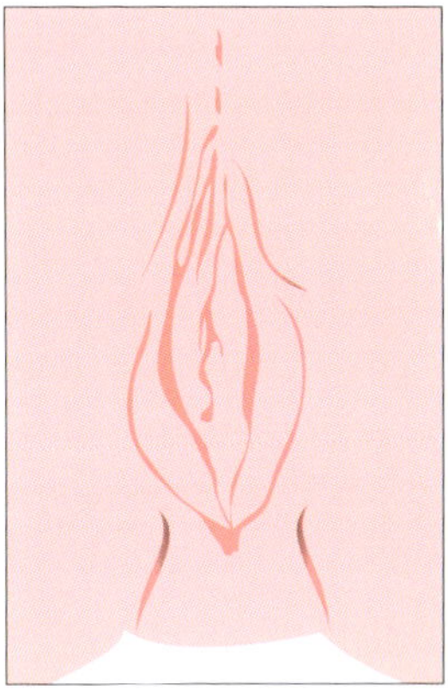

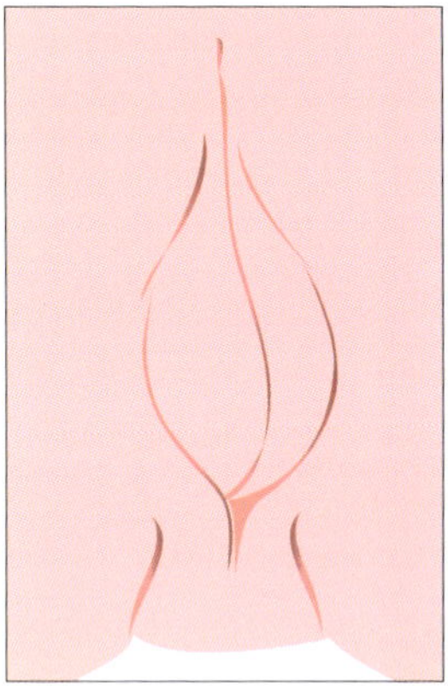

O espelho não precisa ser muito grande nem muito pequeno. Escolha um local seguro, onde você esteja certa de que ninguém vai te incomodar. Deite-se ou sente-se de forma confortável para começar a conhecer partes tão importantes de você mesma.

Tente relaxar e se sentir à vontade consigo mesma. Ninguém mais neste mundo pode conhecer seu corpo tão bem quanto você. Além disso, se você não souber quem é integralmente, incluindo sua sexualidade e sua intimidade, certamente será bem mais difícil se relacionar com o outro.

Caso sinta vergonha por estar nessa posição ou tentando explorar seu corpo, lembre-se de que as pessoas que se interessam por si mesmas ganham em conhecimento e podem cuidar muito bem de sua saúde. Cada vez que você se observa, está se dando a oportunidade de verificar se tem algo de errado e, assim, poderá consultar um médico para confirmar suas impressões, evitando problemas mais graves.

Então, vamos lá! Se você já estiver na posição correta, olhe atentamente para sua vagina. Do lado externo, você provavelmente estará vendo os pelos pubianos, os grandes lábios e pode ser que veja também os pequenos lábios, especialmente se eles forem maiores que os grandes. Vamos conhecer essas partes mais detalhadamente?

Pelos

Os pelos em geral têm a função de proteção. Os pubianos, como o próprio nome diz, servem – teoricamente – para proteger o púbis e toda a região genital. Essa função fazia um sentido muito maior quando nós, humanos, usávamos pouca ou nenhuma roupa e contávamos, portanto, com os pelos para nos proteger de insetos e outros pequenos bichos.

Atualmente, a maioria das mulheres, bem como cada vez mais homens, adotam o hábito da depilação, algo muito pessoal. Algumas mulheres gostam de depilar todo monte de púbis, outras preferem ser depiladas apenas parcialmente. O tamanho dos pelos também é uma questão de gosto, mas lembre-se de que apará-los pode significar uma questão de higiene tanto para você quanto para o parceiro, especialmente quando vocês praticarem sexo oral.

A única dica que dou neste sentido é para que você se olhe ao espelho. Permita-se observar, questionar-se sobre o que gosta e o que não gosta, como prefere manter sua região genital. O ideal seria que todas as mulheres se dessem essa oportunidade ao menos uma vez, de se olhar antes e depois da depilação, para aprender a fazer escolhas privilegiando sua vontade ou até negociando com o parceiro, mas sabendo reconhecer suas preferências, antes de qualquer coisa.

Pequenos e grandes lábios

Os lábios menores ficam na parte de dentro dos lábios maiores, e têm a função de fechamento e proteção da vulva. Envolvem o orifício vaginal e a abertura da uretra. Além disso, desempenham um papel importante na sexualidade, já que são bastante sensíveis e de fácil acesso, tanto para os parceiros quanto para conhecimento da mulher sobre si mesma e suas sensações.

A anatomia dos pequenos lábios pode variar. Em muitas mulheres, eles não são tão pequenos assim. Às vezes ultrapassam o limite dos grandes lábios, o que é extremamente comum. Também é comum ocorrer de um lado ser maior do que o outro. Ou seja, se for o seu caso, pode ficar tranquila, porque você não tem nada de anormal ou esquisito, termos que costumo ouvir muito daquelas que já constataram essa característica. Aliás, muitas até gostam de os pequenos lábios serem assim, pois eles aumentam a possibilidade de sentir prazer, já que facilitam o toque no momento do sexo oral ou na manipulação.

Pode acontecer também, em algumas mulheres, de os pequenos lábios serem tão grandes a ponto de incomodar quando usam calça apertada ou se sentam de pernas cruzadas. Quando isso se torna um grande inconveniente, pode ser feita uma espécie de cirurgia plástica chamada de ninfoplastia, na qual os pequenos lábios são retirados parcialmente. Existem muitos médicos que são a favor dessa cirurgia, mas outros defendem a manutenção da estética como ela é, alegando que pode ocorrer uma diminuição da sensibilidade após a cirurgia. Ou seja, bom-senso, autoconhecimento e autoaceitação devem contar no momento de tomar a decisão de operar ou não. De fato, penso que só se justifica uma cirurgia cujo objetivo é diminuir um incômodo significativo. Aí, sim, talvez valha a pena arriscar.

A coloração da região, incluindo os grandes e os pequenos lábios, é diferenciada de acordo com a pele ou a etnia da mulher, mas em geral tem um tom rosado. Nas mulheres negras, a parte externa pode ter um tom mais arroxeado, mas a parte mais interna continua sendo rosada. Nas mulheres brancas, o tom pode variar na parte externa, desde tons bem rosados a tons um pouco mais escuros, mas na parte interna permanece rosado.

Os lábios também se modificam com o tempo, muitos ficam mais flácidos em razão de mudanças hormonais ou mesmo pela idade. Quando a mulher está gestante, a cor e o tamanho deles também podem se modificar pela quantidade de sangue que chega ao abdômen e pelve durante o período. Mas isso não é preocupante, já que depois do parto tudo volta ao normal.

Agora que você viu a parte externa, afaste mais as pernas e afaste também, com seus dedos, os grandes lábios. Agora vamos começar a olhar mais internamente para a sua vagina.

Prepúcio

Trata-se de uma pele que recobre o clitóris e tem a função de protegê-lo, pois é uma das regiões mais sensíveis da vagina, justamente por ser bastante inervada. Também tem muitas variações. Algumas são grandes e recobrem totalmente o clitóris, enquanto outras são pequenas e o recobrem apenas parcialmente.

Quando é grande, a mulher precisa levantar a pele para receber estímulo no clitóris. Nos filmes pornográficos, o que a gente mais vê são os homens passando a língua de um lado para o outro, rapidamente e sem parar. Alguém, certamente não uma mulher, inventou que quanto mais rápido, melhor. Mas isso não é necessariamente uma verdade. Algumas mulheres têm o prepúcio tão pequeno e o clitóris fica tão exposto que uma manipulação feita de modo muito rápido pode causar mais incômodo do que prazer. Nesse caso, com o excesso de estímulos ocorre uma espécie de dormência local, e a mulher passa a não sentir nem incômodo nem prazer. Outra variável é a mulher passar a sentir sensações que se assemelham a pequenos choquinhos, por causa dos múltiplos estímulos e por ser um local de extrema inervação.

Ou seja, a sensibilidade também varia de mulher para mulher. Para as mais sensíveis, o prepúcio é fundamental porque, quando recebem algum estímulo sobre o clitóris, tanto manual quanto oral, a proteção serve para suavizá-lo e evitar que se torne desagradável.

Clitóris

Muitas mulheres não sabem onde fica seu clitóris e talvez por isso nunca tenham tido um orgasmo. A única função do clitóris é dar prazer à mulher. Nada mais. Em geral, para quem já viu o seu ou, sendo homem, já viu o de alguma mulher, acredita que o clitóris é só aquela pontinha visível. Mas ele é dez vezes maior, tanto para os lados quanto em profundidade.

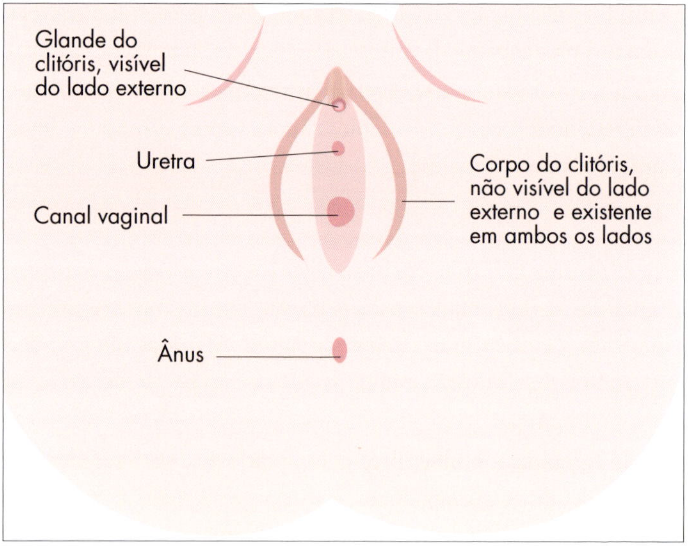

O clitóris é uma parte muito interessante do corpo da mulher e para o prazer dela. Poucas conhecem sua real importância e também seu verdadeiro tamanho. Convido você a olhar para o seu clitóris agora, com a ajuda do espelhinho. Algumas mulheres e até alguns homens, ao olharem para a região pela primeira vez, acreditarão que se trata apenas de uma espécie de estrutura circular bem pequena.

Se o prepúcio for grande, talvez nem consigam enxergar o clitóris. Mas não se iluda! Ele é consistente, imponente e sabe se provar indispensável! Não é porque ele pode estar um pouco escondido que ele não tem esse poder todo ao qual me refiro. Tem sim. Sempre tem! E para você compreender melhor o quanto esse "botãozinho" é significativo, algumas culturas africanas, ainda hoje, exigem a extirpação do clitóris das meninas a fim de garantir sua submissão e menos (bem menos!) desejo sexual.

Estima-se que cerca de três milhões de mulheres, por ano, incluindo meninas e adolescentes, são submetidas à mutilação genital em países da África, do Oriente Médio e sul da Ásia. Segundo a Organização Mundial de Saúde (OMS), até 2006 existiam cerca de 140 milhões de mutiladas. A mutilação dos genitais femininos é difundida entre populações cristãs, animistas e muçulmanas, embora não tenha origem nem na Bíblia nem no Alcorão. Em algumas etnias do norte do Quênia e do Mali, essas mutilações fazem parte dos ritos de iniciação das meninas à idade adulta. Uma das justificativas seria o fato de a mulher com clitóris decepado ter mais chances de arrumar pretendente porque, com menos desejo sexual, há mais garantia de se manter virgem até o casamento e, depois, de ser fiel ao marido. Ou seja, um eficaz método de controle sobre a sexualidade feminina por parte do homem (pai ou marido).

Na Etiópia, é difundida a crença de que os genitais femininos não extirpados cresceriam até o tamanho dos genitais masculinos. Noutras regiões, o clitóris é tido como um órgão agressivo e perigoso, quase mágico. No Egito, os genitais femininos externos são considerados "impuros", e a menina que não for circuncisa é considerada suja. Na Somália, uma mulher não circuncidada é considerada uma mulher de costumes fáceis e, portanto, será expulsa da aldeia ou do bairro onde mora.

Felizmente, nós não fazemos parte desta cultura e podemos desfrutar nosso corpo integralmente. A ideia é que façamos esse uso de forma saudável, prazerosa, consciente e com o máximo de informações, até para que o resultado seja coerente com nossos valores e nossas referências sobre o que é felicidade.

Portanto, aproveite esse momento para aprender ou relembrar que para enxergar, tocar e sentir seu clitóris, você deve tocar na parte superior dos pequenos lábios e suspendê-lo para que a ponta do clitóris se torne evidente. Quando seu clitóris ficar exposto, toque-o e perceba a sensação provocada em seu corpo. Somente assim você vai descobrir de que forma gosta de ser tocada, com qual força, frequência e intensidade.

Quando o clitóris é tocado com um pouco mais de pressão, você pode sentir que ele continua mais internamente. Vai descobrir que ele não é somente aquela "bolinha" que pode ser vista ao puxar o prepúcio, caso ele esteja encoberto. Vai muito além do que talvez você tenha imaginado até hoje!

Para sentir a dimensão, passe seu dedo de um lado para o outro, ou tente fazer uma pinça para sentir o restante desta estrutura tão falada, mas pouco conhecida pelas mulheres. Muitos pesquisadores chamam o clitóris de "minipênis" pelo formato, função de extremo prazer e, em geral, a facilidade com que a mulher consegue atingir o orgasmo ao estimulá-lo.

Pinçamento clitoriano

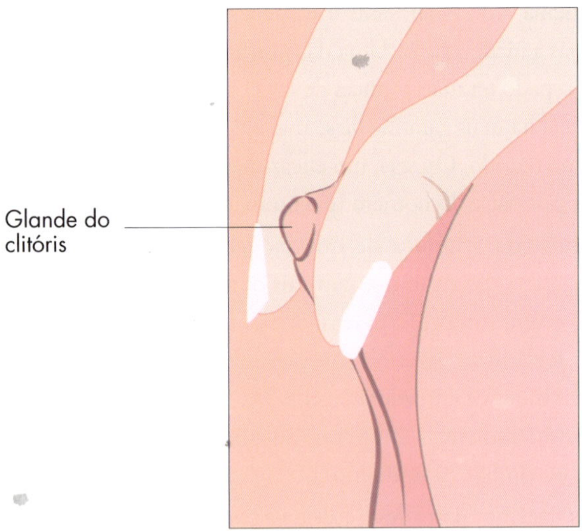

O clitóris é constituído por uma haste da qual conseguimos visualizar somente a extremidade e duas partes de corpos cavernosos as quais não enxergamos, embora possamos senti-las quando tocadas. Assim como no homem, os corpos cavernosos do clitóris se enchem de sangue quando a mulher entra num estado de excitação. Por isso, a associação com o pênis, outro corpo cavernoso que também se enche de sangue quando estimulado. Em termos de sensibilidade, podemos dizer que o clitóris é semelhante à glande (cabeça do pênis).

A inervação do clitóris é muito extensa, atingindo vários pontos da pelve e envolvendo músculos perineais do assoalho pélvico. Por isso, a mulher pode sentir prazer e diferentes sensações não só no local, mas também em muitos outros pontos de seu corpo.

Não existe uma forma correta de tocar o clitóris, já que o toque é algo muito pessoal. Algumas mulheres preferem ser tocadas com mais pressão e força, enquanto outras gostam mais da sutileza. Enfim, é justamente para isso que serve esse exercício de autoconhecimento: para que você mesma possa descobrir de que forma prefere se tocar ou que seu parceiro toque você.

Mas posso tentar descrever algumas possibilidades e formas para que você ouse experimentar, vivenciar seu prazer e descobrir mais sobre sua sexualidade, sua sensualidade e suas preferências sexuais. Algumas mulheres, por exemplo, não gostam de ser tocadas diretamente no clitóris por terem muita sensibilidade no local. Preferem ser tocadas com movimentos circulares ao redor do clitóris, tanto no sentido horário como anti-horário. Movimentos acima da uretra também são apreciados por ser um estímulo abaixo do clitóris e não diretamente sobre ele.

Outras mulheres, no entanto, gostam de ser tocadas diretamente no clitóris. Elas podem retirar o prepúcio da frente e deixar o clitóris bastante exposto para que o estímulo seja mais forte. Outras variáveis de movimentos podem ser descobertas pela mulher, tanto sozinha quanto com seu parceiro, permitindo-se experimentar intensidades e velocidades diferentes.

Canal uretral

A uretra não tem função sexual. Ela apenas conduz a urina da bexiga para fora do corpo no momento de urinar. O canal uretral sai da bexiga e termina como um pequeníssimo orifício entre o clitóris e a entrada do canal vaginal.

Aconselho que a mulher sempre urine depois de uma relação sexual, pois caso alguma sujeira do pênis, do ânus ou mesmo da vagina entre no canal, será expelida, evitando que ocorra uma infecção urinária.

Algumas mulheres podem olhar este orifício e visualizar algo um pouco maior, posto que diferenças anatômicas podem ocorrer. Além disso, caso tenha usado sonda uretral durante algum procedimento, o canal se torna um pouco maior que o normal.

Canal vaginal

O canal vaginal é úmido, mede de 7 a 9 centímetros, constituído de mucosa e envolto por músculos perineais. Sua abertura é para fora do corpo e seu fundo é no colo do útero. Existem os canais mais largos e os mais estreitos, dependendo das dimensões do corpo da mulher, de suas características particulares. Também dentro do canal vaginal existem as glândulas de Bartolin, responsáveis por grande parte da lubrificação vaginal quando a mulher fica excitada. Existem muitos mitos e lendas sobre ser um canal flexível, alargando e voltando ao tamanho normal como se fosse um elástico, e parece que nem os homens e nem as mulheres se livraram desse fantasma.

O fato é que algumas não mudam nem por conta da idade. Enquanto outras, por conta da gravidez ou de outras questões físicas, podem perceber ou serem avisadas pelo parceiro de que seu canal vaginal está diferente. Essa preocupação existe especialmente em relação às mulheres que engravidaram várias vezes ou que experimentaram partos normais.

A grande questão, mais do que gravidez, tipo de parto ou qualquer outro motivo, é a preparação da musculatura. Se o canal vaginal vai ficar frouxo ou não, isso tem a ver com o fortalecimento da região, que inclui o assoalho pélvico. Ou seja, parte desse medo é mito, mas é preciso cuidar porque se trata de uma região muscular e, como qualquer outro músculo do corpo, precisa ser exercitado para não afrouxar, mesmo considerando as diferenças anatômicas de cada mulher.

Para conhecer seu canal vaginal, sugiro que você coloque o dedo lá literalmente. Isso mesmo! Você vai introduzir o dedo no canal de sua vagina para saber como é, qual a forma, a profundidade, a largura, a textura, entre outras sensações. Aqui, mais importante do que a visão, são as sensações. Não se preocupe tanto com o espelho agora. Fique atenta ao que vai sentir em cada parte do canal.

Colocando o dedo voltado para o umbigo, você poderá sentir primeiro uma parte dura que é a uretra (cerca de três centímetros). Um pouco mais para frente, vai sentir algumas ruguinhas, que é onde fica, segundo os especialistas, o famoso e tão procurado ponto G. Mais adiante, aprofundando o passeio, você vai sentir uma parte mais mole, onde fica a bexiga, separada pela parede vaginal.

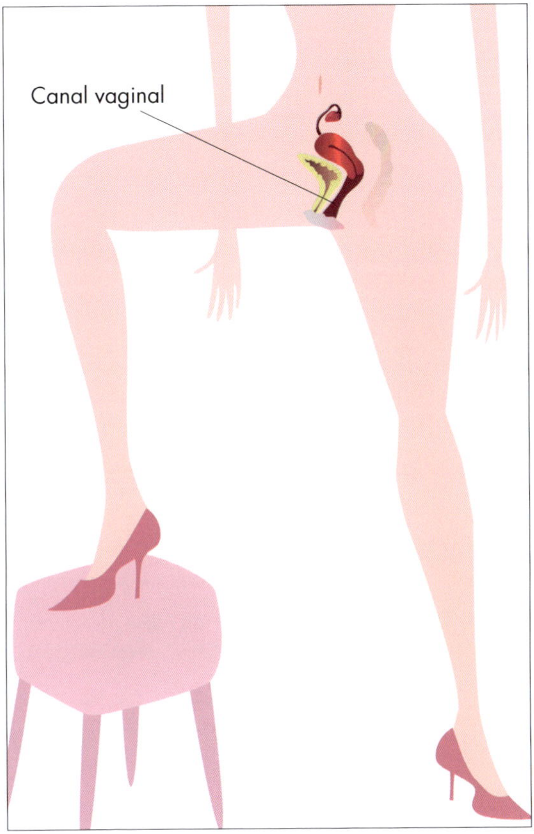

Na frente, colocando o dedo em riste, vai sentir o colo do útero, que é a parede que separa o útero da vagina. Aí existe um pequeno orifício por onde sai a menstruação e também por onde entram os espermatozoides durante a ejaculação masculina. Voltando o dedo para baixo, pode sentir o reto.

Assoalho pélvico

O assoalho pélvico é uma espécie de chão, um emaranhado de músculos que fecha a mulher por baixo e sustenta órgãos como a bexiga, o útero e a vagina em seus devidos lugares. Por isso, é muito importante que a musculatura desse assoalho seja fortalecida. No entanto, como não vemos esses músculos o tempo todo, tendemos a nos esquecer da existência e da importância deles.

Com a idade, a musculatura de todo o corpo se modifica e com os músculos perineais não é diferente. Portanto se você faz "tchauzinho" e o músculo do braço balança, pode ter certeza de que os músculos da vagina e do assoalho pélvico também estão moles e balançando lá embaixo. É preciso exercitá-los e, para isso, existem ginásticas específicas. No capítulo sobre pompoarismo, mais adiante, vou citar e detalhar todos os passos para uma boa contração muscular que é eficaz tanto no preparo para a gravidez e o parto quanto para a melhora da sexualidade, entre outros benefícios.

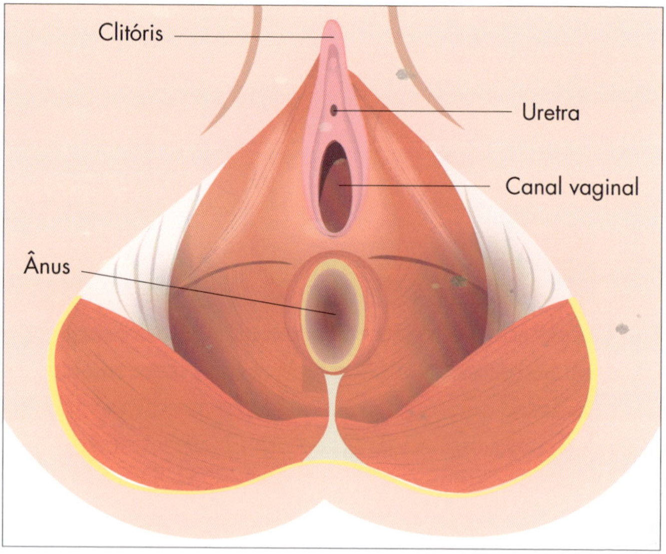

A contração perineal é supersimples de fazer para quem tem uma boa percepção de sua pelve. Imagine que você esteja com muita vontade de urinar e não pode; neste momento você tenta fazer uma contração como se estivesse evitando a saída do jato de urina. Caso faça isso enquanto se olha no espelho, terá uma visão de sucção do canal vaginal ou o fechamento dele.

Quando você contrai a vagina, pode perceber que o ânus também se contrai, assim como o clitóris. Isso porque se trata de um conjunto muscular. Entre o canal vaginal e o ânus, existe um pequeno espaço que erroneamente é chamado de períneo. Esse é o local por onde passam vários músculos do assoalho pélvico e cuja função é sustentação dos órgãos e orifícios ali contidos. Outro benefício da contração perineal é o aumento da função das glândulas de Bartolin, que servem para aumentar a lubrificação vaginal e proporcionar maior prazer sexual.

Ânus

Ânus é o orifício por onde são eliminadas as fezes. Está situado no final do intestino grosso e localizado entre as nádegas. O períneo, juntamente com o esfíncter, serve para sustentar a região anal.

Trata-se de uma região altamente erógena, muito sensível e facilmente estimulável durante o ato sexual. Entretanto, como não é lubrificada naturalmente, muitas pessoas sentem desconforto e até dor em caso de penetração. Sendo assim, casais que decidem praticar o sexo anal devem tomar alguns cuidados básicos a fim de transformar essa experiência numa ocasião prazerosa. Falaremos, mais adiante, sobre essa prática sexual.

Quando você se abre para aprender e conhecer mais sobre si mesma e seu próprio corpo, está dando o maior passo para a satisfação, em todos os aspectos. Aquele que não busca informações, tanto homens quanto mulheres, fica refém daqueles que sabem mais do que eles e de si mesmo, já que não se permite vivenciar outras possibilidades justamente por não conhecerem quais são elas.

Por isso, meninas e meninos, não adiem mais! Aprendam, conheçam e garantam mais autoestima e segurança em sua vida.

Caso real

ANATOMIA FEMININA

Tive uma paciente que não sabia muito bem como era a própria vagina, mas também nunca tinha se dado o trabalho de olhar. A confusão sobre seu corpo era tamanha que ela pensava que a urina e a menstruação saíam pelo mesmo canal. Por isso, quando estava menstruada, retirava o absorvente interno toda vez que ia urinar para não impedir a saída do xixi. Se urinasse oito vezes ao dia, trocava o absorvente nas oito vezes. Parece brincadeira, mas certamente outras mulheres, além dela, também têm essa dúvida sobre os orifícios do seu corpo.

Esclarecendo: a mulher tem dois canais individuais: o canal vaginal e a uretra. A uretra é por onde a urina é eliminada, e o canal vaginal é por onde ocorre a eliminação da menstruação e também a penetração do pênis, durante o ato sexual.

Capítulo 2

AS FASES DA SEXUALIDADE DA MULHER

Do desejo ao orgasmo!

Poderíamos partir do pressuposto de que ninguém inicia uma relação sexual se não estiver sentindo desejo. No entanto, na prática, isso não é exatamente uma verdade. Muitos casais em crise ou pessoas que se deixam envolver numa relação nem sabem identificar ou reconhecer seu desejo.

Talvez esse deva ser o primeiro ponto a ser abordado quando falamos de fases da sexualidade. Você já pensou nisso? Sabe quando está sentindo desejo? Já se deu conta de que sentir vontade de transar e sentir vontade de transar com uma determinada pessoa são dois desejos diferentes? Sim, porque algumas vezes, acontece de você estar com vontade de transar, mas não ter ninguém em mente, não estar envolvido afetivamente com uma pessoa.

Podemos diferenciar essas duas situações considerando que a primeira é vontade simplesmente de transar, tem a ver com a natureza humana, a dinâmica do corpo. A segunda é o desejo por alguém, o que tem a ver com sensualidade, sexualidade e afetividade.

No momento em que você aprende a diferenciar suas sensações e a nomear seus sentimentos, você se torna muito mais seguro sobre suas escolhas e atitudes. Mas é incrível como ainda vemos tantas mulheres independentes financeiramente, bem-sucedidas profissionalmente, bonitas e inteligentes, tão inseguras e perdidas sexual e afetivamente. Isso se deve muito à falta de autoconhecimento e clareza sobre seus reais desejos, a despeito do que cobram a sociedade e a cultura em que vivem.

Desejo

Aqui vamos tratar do desejo que pode ser percebido fisicamente. Trata-se de mais uma das necessidades básicas do ser humano, tais como fome, sede e proteção. Esse sentimento é ativado pelo centro do desejo sexual.

Nas mulheres, os sentidos mais aguçados, em geral, são o olfato e principalmente o tato, altamente responsáveis pelo aumento do desejo. Ou seja, quando sente determinados odores ou quando é tocada de forma a ativar a parte de seu cérebro responsável por despertar o desejo, a mulher começa a sentir atração física ou vontade de transar.

Mas não são somente os cheiros ou os toques que podem despertar o desejo feminino. Palavras, tom de voz e também imagens, entre outros fatores intangíveis, fazem com que o cérebro e os vários neurotransmissores envolvidos nessa dinâmica sejam ativados.

Excitação e lubrificação

Assim que o corpo começa a responder aos estímulos do desejo, algumas alterações evidentes começam a ocorrer. Na mulher, a vagina vai ganhando lubrificação e, como se diz popularmente, ficando cada vez mais molhada conforme o desejo é intensificado. Os pequenos lábios ficam intumescidos, ou seja, cheios de sangue, e o clitóris também aumenta de tamanho pelo aumento da irrigação sanguínea, como acontece com o pênis.

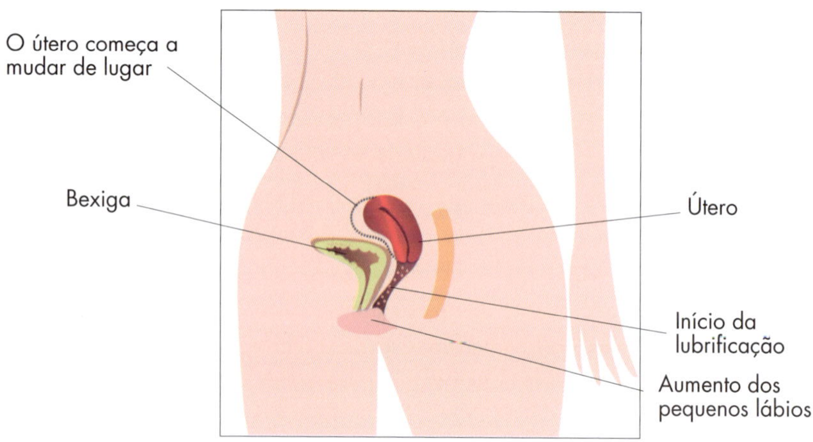

As tais glândulas de Bartolin que ficam dentro do canal vaginal, das quais já falamos anteriormente, também são ativadas quando a mulher fica excitada. Nesse momento, sua sexualidade já está em pleno funcionamento.

A mulher vai ficando com a vagina mais úmida, e isso demonstra que ela está totalmente normal e saudável. Essa lubrificação vai permitir a penetração do pênis, caso ela venha a consolidar o ato sexual. A quantidade de lubrificação depende muito do fator psicológico, porque quando uma mulher não se sente bem ou não se permite sentir desejo, recriminando-se e julgando-se mentalmente, dificilmente conseguirá relaxar. Assim as reações físicas serão interrompidas e a lubrificação não acontecerá de forma apropriada.

Obviamente, se a mulher tiver algum problema ou distúrbio físico, a lubrificação e a excitação também serão comprometidas. Ou seja, para que as glândulas funcionem corretamente, ela precisa estar saudável e excitada. Muitas mulheres não sabem como seu corpo funciona e sentem vergonha no momento da relação sexual por terem pouca ou muita lubrificação.

Se você achar que sua lubrificação pode estar diferente ou anormal, por excesso ou falta, não deixe de procurar seu médico. Entretanto, procure observar, desde já, qual a dinâmica de seu corpo. Observe se a lubrificação lhe parece suficiente quando está bastante excitada, porque algumas mulheres que reclamam da falta de lubrificação não se dão conta de que não estão sendo estimuladas o bastante. Se achar que pode ajudar, faça algumas anotações sobre seu corpo e suas reações em diferentes momentos do exercício de sua sexualidade.

Na maioria das vezes, você poderá descobrir que, com a pessoa certa e quando estimulada suficientemente, seu corpo reagirá de forma que tudo passe a se encaixar perfeitamente. Caso contrário, seu médico certamente vai lhe ajudar a investigar qual a causa da alteração na sua libido e no seu prazer.

Platô

Nesta fase ocorre uma série de alterações nos órgãos da região genital para que o ato sexual seja ainda mais confortável e harmonioso. O útero sofrerá uma elevação para que o pênis não bata no colo, causando dor e desconforto. A vagina se expande para receber o pênis ereto, e o clitóris sofre uma retração para não ficar muito exposto. Do contrário, poderia ser excessivamente estimulado, o que deixa de ser agradável.

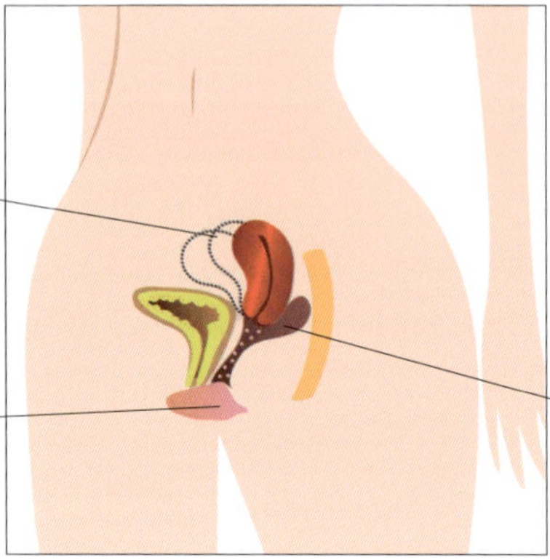

Essa sequência de adequações feita de modo admiravelmente inteligente prepara todo o corpo da mulher para chegar ao orgasmo, que é o ápice do prazer, o momento que todas almejam. Porém, vale relembrar que de nada adiantará o corpo fazer a parte dele – considerando que esteja saudável – se a mulher não estiver em sintonia com sua sexualidade, relaxada, autorizada por si mesma a sentir prazer e a gozar de todas as possibilidades que a relação lhe dá.

Orgasmo

Muitas mulheres reclamam sobre o fato de não saberem identificar seu orgasmo. Outras afirmam que nunca sentiram um, o que não é raro mesmo! Infelizmente, grande parte das mulheres ainda não fez as pazes com sua sexualidade e com seu prazer por conta dos preconceitos culturais.

Elas acreditam que, ao admitir que gostam de sexo, que querem sentir prazer e que se permitem totalmente vivenciar as delícias do encontro sexual, tal qual os homens, serão julgadas como "fáceis". Algumas até alegam que não serão consideradas "boas para casar", o que demonstra o nível de insegurança e medo com que vivenciam suas experiências sexuais.

Chegar ao orgasmo, portanto, não é tão fácil para certas mulheres, infelizmente. Mas aquelas que conseguem se liberar e se entregar podem desfrutar de sensações típicas e muito gostosas, propiciadas pelas contrações da musculatura perineal.

Durante esse curto período, que costuma ser de cerca de 8 segundos, ocorre também a ereção dos mamilos e o aumento da auréola dos seios. Além disso, há aumento da frequência cardíaca, respiratória e das secreções e a expansão máxima do canal vaginal. A partir daí, a mulher entrará na fase da resolução.

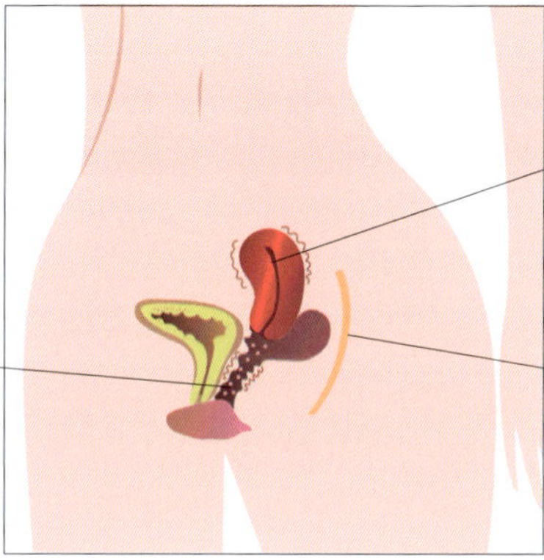

Tipos de orgasmo

Mas antes de falar dessa fase, quero observar que existem dois tipos de orgasmo: o clitoriano e o vaginal. O orgasmo clitoriano é aquele decorrente do estímulo do clitóris e costuma durar poucos segundos, passa rápido. É bastante comum e, em geral, o mais fácil de ser atingido, já que – como já dissemos – a região é altamente sensível, inervada e garante muito prazer.

Já o orgasmo vaginal é decorrente da penetração, isto é, do estímulo da vagina propriamente dita. Sua percepção é mais difusa, dura pelo menos o dobro do orgasmo clitoriano, é muito intenso, mas também mais raro.

Existe também o que chamamos de orgasmo combinado, ou seja, aquele que acontece decorrente da estimulação simultânea do clitóris e da vagina, o que facilita bastante a chegada ao ápice do prazer.

Estes são os tipos mais citados nas literaturas sobre sexo e sexualidade. Entretanto, cada vez mais é sabido que são possíveis orgasmos decorrentes da estimulação em outros pontos do corpo feminino, como seios, ânus e outros cantinhos que causam bastante excitação.

No final das contas, quanto mais se estimula o corpo, mais receptivo e mais afinado com o prazer ele se torna.

Resolução

Depois do orgasmo, a tendência do corpo é recuperar seu estado normal, ou melhor, aquele antes de serem iniciadas as fases da sexualidade. O batimento cardíaco, a respiração e a pressão arterial recuperam seu ritmo e o útero desce até a posição inicial. O clitóris demora de 10 a 15 segundos para voltar ao normal.

Diferentemente dos homens, que precisam de algum tempo para se recuperar e ganhar energia para uma nova relação sexual, a mulher pode, logo após a resolução, voltar a sentir prazer e chegar novamente ao orgasmo. É o famoso orgasmo múltiplo. Apesar de tantas desvantagens que o feminino ainda sofre em relação ao masculino quando o assunto é sexo, essa é, sem dúvida, uma condição que eles invejam em nós.

Quer saber como conseguir o tal orgasmo múltiplo? Certamente é um aprendizado, pois muitas mulheres querem parar a transa depois de sentir um orgasmo; caso seu parceiro já tenha ejaculado também, a relação tende a parar por aí. Mas se seu parceiro não ejaculou ainda, você pode se estimular ou ser estimulada por ele para ficar excitada novamente. Assim, muito provavelmente atingirá mais um orgasmo ou até dois. Caso o tempo de ereção do seu parceiro não tenha sido suficiente para você atingir o segundo ou terceiro orgasmo e você continua acesa, existem alguns produtos eróticos e também preservativos que diminuem a sensibilidade peniana, prolongando a ereção e retardando a ejaculação. A verdade é que para todo problema existe sempre uma solução!

Muitos homens confessam que adorariam ter o privilégio de, numa mesma transa, ter mais de um orgasmo. Mas esse bônus, meus queridos, é nosso! Cabe a cada uma de nós aproveitá-lo e usá-lo sempre que possível, com ou sem eles!

Como assim, "com ou sem eles"?

Ao ler essa minha provocação, você pode se perguntar de que estou falando. Pois muito bem! Estou falando de um acessório que, em minha opinião, todas as mulheres deveriam conhecer depois de iniciarem sua vida sexual.

Embora muitas ainda se assustem ao ouvirem falar dele, trata-se de uma verdadeira ferramenta para a mulher conhecer a si mesma, descobrir suas preferências e aprender como gosta de ser tocada. Somente testando e treinando é que podemos afinar nossa capacidade de sentir prazer.

Estou falando do vibrador! De tão procurado, ele está cada vez mais alternativo. De todos os formatos, tamanhos, cores e ofertas extras, os vibradores têm feito a cabeça das mulheres e até dos homens mais esclarecidos sobre o quanto podem ser divertidos e prazerosos, até mesmo quando usados a dois.

Caso você ache que todos os vibradores têm formato de pênis, acredite: está redondamente enganada. Hoje, existem desde os anéis penianos, que se encaixam no homem para causar estímulos na mulher, até vibradores sem fio, usados pelos casais até mesmo em baladas. Moderno hein?!

Ou seja, além de servir para que a mulher experimente o prazer sozinha, também pode se tornar um brinquedo para que a relação dos dois se torne mais interessante. Portanto, em vez de dizer "não" ao vibrador, experimente se perguntar "por que não?"

Para sua informação e conhecimento!

A seguir, listo algumas disfunções dos órgãos sexuais femininos e suas características. Não espere nem um minuto para procurar um médico caso desconfie de que seja portadora de alguma delas. Lembre-se de que cuidar de si mesma, do seu corpo e da sua sexualidade é um ato de amor-próprio fundamental.

Vaginismo

- incapacidade de ter relação sexual
- contrações involuntárias dos músculos perineais
- possível causa psicológica

Anorgasmia

- ausência total de orgasmo, seja clitoriano, seja vaginal
- falta de conhecimento do próprio corpo
- tabus e preconceitos
- insegurança

Prolapsos

Alteração da anatomia da pelve causando um deslocamento dos órgãos internos em direção ao canal vaginal.

- cistocele: popularmente chamada de bexiga caída, é o deslocamento da bexiga

- uretrocele: deslocamento da uretra
- histerocele: deslocamento do útero
- retocele: deslocamento do reto

Dispareunia

- dor durante a relação sexual
- possíveis causas orgânicas ou psicológicas
- não caracterizada somente pela falta de lubrificação vaginal

Incontinência urinária

- fraqueza da musculatura perineal
- ligamentos frouxos
- falta de exercícios pélvicos

Caso real

Mulher que não gosta de sexo

Certa vez uma mulher me contou que nunca conseguira gostar de sexo, embora tivesse sido casada durante muitos anos com um homem que gostava bastante de transar. Depois de algum tempo, com a relação desgastada, o que acontecia era que, enquanto tinham relações, ela fazia palavras cruzadas. Acha que leu errado? Pior é que não! O marido transava com ela, mas como ela não queria fazer parte da transa, simplesmente pegava uma revista de palavras cruzadas e começava a resolvê-las. Até que, depois de algum tempo, o marido a deixou e foi viver a própria vida.

Esclarecendo: Ninguém é obrigado a ter relações sexuais com ninguém, mas você precisa ter o mínimo de amor-próprio. Todas as pessoas querem ser amadas, desejadas e queridas. Portanto, se seu casamento não está indo bem, tente resolver, faça o que for possível para reacender a chama do amor. Caso não dê certo, siga seu caminho e tente ser feliz de outra forma.

Capítulo 3

MULHER SE MASTURBA, SIM!

A masturbação é tão antiga quanto a humanidade e comum tanto no universo masculino quanto no feminino, embora alguns estudos revelem que ainda é mais praticada pelos homens. Por isso, é bom deixarmos bem claro: mulher se masturba sim, e às que não se masturbam, aconselho que o façam, e o quanto antes!

Para começar, vale explicar que masturbação não é nenhuma técnica pornográfica ou rebuscada demais. Quando ouvem essa palavrinha – que para algumas mulheres chega a soar como palavrão –, muitas pessoas nem sabem o que ela realmente significa, de onde veio e tal. Uma das origens atribuída a palavra "masturbação" é que é formada por duas palavras latinas: manus, que significa "mãos", e tubari, que significa "esfregar". Ou seja, trata-se de qualquer tipo de toque, em princípio feito com as mãos. E, no nosso contexto cultural, o objetivo é sentir prazer. Muitos são os tipos de toque que podem gerar prazer. Tantos que, muitas vezes, são descobertos por acaso. A pessoa nem estava com essa intenção e, de repente, sente que determinado movimento, feito de certo modo, lhe provoca um sentimento de prazer.

A diferença entre relação sexual e masturbação é que a primeira tem sempre a presença e a participação de outra pessoa, enquanto a masturbação é feita, em princípio, pela própria pessoa, em si mesma. É o autoprazer, a prática autoerótica. Mas isso não impede que uma pessoa seja masturbada por outra, caso as duas queiram.

Como disse anteriormente, em princípio e até pelo significado da palavra, os toques são manuais, isto é, feitos com as mãos da própria pessoa ou de um parceiro. Mas com a evolução sexual vieram os acessórios, que podem facilitar e incrementar a masturbação. Além disso, é muito comum a combinação dos dois estímulos simultaneamente: mãos e acessórios. Quando falamos de masturbação masculina, logo vem a imagem clássica do homem se manipulando. Ou seja, por meio de movimentos de vai e vem, os meninos aprendem – desde muito cedo – que podem e estão autorizados a sentir prazer sozinhos e chegar ao orgasmo.

No entanto, quando falamos de masturbação feminina, a história pode não ser tão simples assim. Também por questões culturais, muito pouco se fala sobre a prática pelas mulheres ou se aceita o fato abertamente. Aliás, conheci algumas que se tocavam com o intuito de descobrir ou de repetir um prazer experimentado anteriormente, mas nem sabiam que isso era masturbação. O fato é que, desde bebês, todos nós nos masturbamos, porque faz parte da descoberta do próprio corpo. O que acontece é que as meninas, quando flagradas, na maioria das vezes são duramente recriminadas por estarem se tocando "onde não devem", segundo muitos pais e educadores. Os meninos, por outro lado, são muitas vezes até incentivados, especialmente pelo pai.

Toda essa dificuldade se complica ainda mais quando algumas mulheres resolvem tentar, mas sequer sabem como e por onde começar. Pela estrutura física e porque a vagina é um órgão bem mais escondido que o pênis, os movimentos não são tão óbvios quanto são para os homens. Além disso, por conta da castração e do preconceito gerados pela cultura machista, que tentou privar a mulher de qualquer tipo de independência, especialmente a de conseguir sentir prazer sozinha, elas foram severamente vigiadas e limitadas por muitos séculos. Agora, é o tempo da descoberta e da quebra de preconceitos e paradigmas, principalmente os sexuais.

Digo tudo isso para deixar bem claro que a masturbação não é um ato vergonhoso ou sujo, como algumas pessoas pensam. Trata-se apenas de uma forma de conhecer o próprio corpo e as sensações que ele pode provocar. Muitos ainda acreditam que somente os adolescentes se tocam, mas isso não é verdade. Os adultos e até os idosos também o fazem, talvez com frequência diferente, mas não deixem de fazê-lo.

Muitas mulheres sentem prazer em zonas como mamilos, parte interna de coxa e pequenos lábios. E não é só o lugar que importa, mas também o ritmo, a pressão do toque. Cada uma tem seu nível de sensibilidade, que depende de muitos fatores, como época do mês ou níveis hormonais. Ou seja, o corpo da mulher é sempre uma surpresa, uma chance de experimentar outros prazeres.

Enfim, masturbar-se não faz mal, não faz crescer pelos nas mãos, não faz cair os pelos do corpo, enfim, não corresponde a nenhuma das crendices ou dos medos que tentam nos impor. Por isso, em vez de dizer "não" quando o convite for para se masturbar, diga "por que não?" e tente. Ao menos, tente. Você merece entrar em sintonia com seu corpo.

Como fazer

Se você deseja experimentar, basta ter curiosidade quanto ao seu corpo. Antes de começar, certifique-se de que ninguém entrará no local que você escolheu para sua brincadeira e te deixará constrangida. A primeira experiência de muitas de minhas alunas se dá no escuro ou embaixo das cobertas, talvez para se esconderem de si, mas isso não importa. Se você se despertar a ponto de tentar se tocar ou ao menos pensar na hipótese, então estará no caminho certo! No início pode parecer estranho, mas com o tempo você vai se acostumar e, com certeza, gostar!

Existem muitas formas de se masturbar: com as mãos, com o chuveirinho, com almofadas, no braço do sofá, entre outras. Cada mulher se identifica com uma. As mais comuns são com as mãos ou com o chuveirinho. Isso mesmo! As duchas higiênicas ou os chuveirinhos de banho com o jato direcionado para o clitóris, ao redor ou abaixo dele.

Para começar essa viagem à descoberta de si mesma e suas sensações, primeiro verifique qual a melhor posição para você: em pé, deitada ou sentada. Outro bom jeito de começar é seguir aquela indicação de se olhar diante do espelho. Com as pernas abertas e visualizando sua vagina, bem como o clitóris e os pequenos e grandes lábios, comece a se acariciar. Passe as mãos pela vulva, ora suavemente, ora com mais força, e vá percebendo o que sente, de que forma é mais gostoso.

Acaricie também os seios, as pernas e perceba onde gosta mais. Siga seus instintos, suas sensações, e terminará se dando conta de que o corpo pede, fala, dá dicas. Basta você ouvi-lo, respeitá-lo, e lembrar-se sempre de que é você quem precisa saber de si, antes de qualquer outra pessoa, qualquer parceiro que venha a ter.

Vibradores e outros brinquedos eróticos

Uma alternativa bastante interessante são os brinquedos eróticos. Como o próprio nome diz, a ideia é brincar com seu próprio corpo. Esses produtos estão ficando cada vez mais conhecidos e íntimos das mulheres. Você sabia que cerca de 85% dos frequentadores de *sex shops* e butiques eróticas são do sexo feminino? Mulheres de todas as idades estão conhecendo um novo mundo e posso dizer a vocês que muitas delas estão virando fãs desses acessórios. Existem vibradores de todas as formas, tamanhos e cores, por exemplo. Em relação ao formato, depende muito da preferência. Existem também os bem pequenos, só para estímulo clitoriano. Aliás, acho que todas as mulheres precisam, devem, ter um desses o quanto antes, seja para experimentar sozinha ou acompanhada do parceiro.

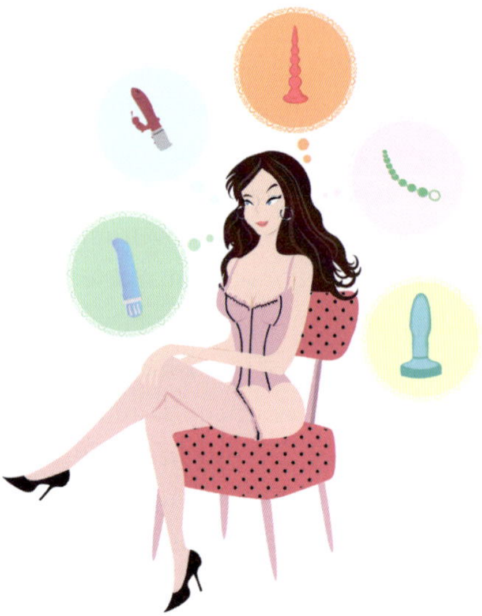

Os vibradores maiores são utilizados para penetração vaginal, pois muitas mulheres, quando estão excitadas, sentem falta de algo preenchendo seu canal vaginal. E a sofisticação está longe de terminar. Têm aqueles que, além de preencher o canal, causam estímulo clitoriano ao mesmo tempo. Se você é do tipo de mulher que fica envergonhada só de pensar em um vibrador, não deixe de ir a uma loja especializada no assunto e conhecer todas as opções. Caso seu problema seja onde guardar seu novo amigo, não se preocupe, porque existem alguns muito pequenos e com formato de batom ou pincel de blush. Quando guardados na bolsa, ninguém desconfia do que se trata. Então, agora vá direto para uma loja e divirta-se!

Um detalhe de extrema importância é a lubrificação. Quando for se tocar ou usar algum brinquedo erótico, não deixe de usar um lubrificante. Prefira os feitos à base de água, pois diminui o risco de infecções ou alergias, além de ser ótimo para um estímulo sem atrito. Eles podem ser encontrados em farmácias ou na própria loja de acessórios eróticos. Aproveite e já adquira o kit completo para o seu prazer.

Bem, com o seu vibrador em mãos, é hora de experimentá-lo. Lembre-se de que seu clitóris é supersensível, por isso é aconselhável não ir direto ao ponto. Comece tocando o vibrador ao redor dele, e não sobre ele. Conforme for sentindo as sensações, você pode mudá-lo de posição para que consiga explorar todas as sensações e intensidades possíveis. E pode apostar: elas se tornarão cada vez mais agradáveis.

Agora, se descobrir que ainda prefere se masturbar com as mãos, não dispense o lubrificante para começar. Aos poucos, tente fazer uma dança com seus dedos, vá passando em todos os pontos sensíveis e deixe as sensações fluírem. Relaxe. Solte-se. Aproveite! Não precisa sentir vergonha, medo ou arrependimento por estar simplesmente conhecendo seu corpo. Lembre-se de que você está fazendo algo perfeitamente normal e natural. Não é porque as mulheres não contam que se masturbam que elas não façam isso.

Pode acreditar: quando você se conhece, sabe o que quer, do que gosta e como gosta, tem uma vida sexual muito mais satisfatória. Pode ensinar seu parceiro a tocar você e a fazer como você quer, sem precisar ficar submetida sempre ao que ele quer ou sabe. Além disso, de tão intimamente se conhecer, pode perceber quando algo não vai bem com seu corpo, quando algum órgão não está funcionando corretamente, evitando doenças mais graves e se cuidando antes que algum distúrbio se instale.

Autoconhecimento é saúde em todos os aspectos. Mulheres que se olham e se tocam e sabem sentir as demandas de seu corpo têm a autoestima elevada e são mais seguras em seus relacionamentos afetivos. Reconhecem suas necessidades e sabe que não podem depositar toda sua expectativa de felicidade e bem-estar nas mãos de outra pessoa. Assumem suas limitações, crescem, amadurecem e vivem de bem com a vida e consigo mesmas.

Caso real

Masturbação feminina

Uma paciente minha, de 76 anos, felizmente se sentiu à vontade para me contar que aprendeu a se masturbar quando criança e, desde então, vem fazendo isso periodicamente. Ela me disse que nunca havia contado a ninguém porque quando tentou contar para uma amiga, a reação não foi muito boa. Segundo essa senhora, a amiga lhe disse que se masturbar era pecado e que ela nunca mais deveria fazer isso. Pois ela continuou se masturbando, só que de vez em quando sentia-se culpada, como se estivesse fazendo algo de errado. Ela é casada há mais de cinquenta anos e nunca teve coragem de contar ao marido que se masturba. Disse-me que eu tirei um peso muito grande da cabeça dela quando afirmei que masturbação é algo saudável e que ela deveria, sim, continuar fazendo.

Esclarecendo: A masturbação é algo que só tem a acrescentar na vida de uma pessoa. É a partir do exercício de tocar o próprio corpo que tanto homens quanto mulheres podem se conhecer e aprender onde e como sentem prazer.

Capítulo 4

PONTO G E EJACULAÇÃO FEMININA

Ainda existe muita divergência entre os pesquisadores quando se trata dos dois temas deste capítulo. Vou tentar desmistificar alguns pontos levando em consideração dados interessantes de alguns pesquisadores que realmente acreditam no ponto G e na ejaculação feminina (ou *squirting*).

O ponto G ficou assim conhecido por ter sido mencionado pela primeira vez por Ernst Grafenberg, médico ginecologista alemão atuante especialmente na década de 1950. Ele mencionou-o como uma zona ainda mais erótica dentro do canal vaginal, uma área bastante sensível ao toque. Kinsey foi outro pesquisador que também notou que 90% das voluntárias de uma das pesquisas que realizou eram sensíveis à pressão num determinado ponto dentro da vagina.

Segundo Grafenberg, a maioria das mulheres encontrará o ponto G na parte anterior da parede vaginal, acima da uretra. Trata-se do ponto mais inervado do canal vaginal, mas não é em todas as mulheres que essa região é mais saliente ou fácil de ser tocada.

A partir dessas orientações, sugiro às minhas alunas procurarem seu ponto G, não sem antes lembrar que a mídia dá muita ênfase a este local e que nem todas as mulheres chegam ao orgasmo instantaneamente, como se poderia supor. Ou seja, devemos sempre considerar as particularidades de cada pessoa e lembrar que o que é bom para uma nem sempre será para outra.

De todo modo, acredito ser bastante importante que todos os casais ao menos experimentem e tentem explorar o canal vaginal e tudo o que pode ser usado como acessório para o prazer de ambos. Então aí vão algumas dicas:

• A primeira é que você esteja acompanhada de seu parceiro para tentar descobrir seu ponto G, pois será muito mais fácil do que tentar sozinha.

• Outra dica é que vocês dois estejam numa posição confortável, em que os dois se sintam à vontade para essa interessante exploração.

• É muito mais fácil e perceptível achar o tal ponto G quando estiver excitada, já que, segundo Grafenberg, ele fica mais dilatado, parecendo estar circundado de tecido erétil como os corpos cavernosos do pênis masculino.

• Seu parceiro deve introduzir o dedo cerca de 4 a 5 centímetros dentro no canal vaginal e, em seguida, estimular a região anterior com toques de pequenas e médias pressões. Para ser mais exata, tente imaginar um relógio dentro do canal e seu parceiro tentará apertar a área correspondente ao que seria entre 11 e 1 hora.

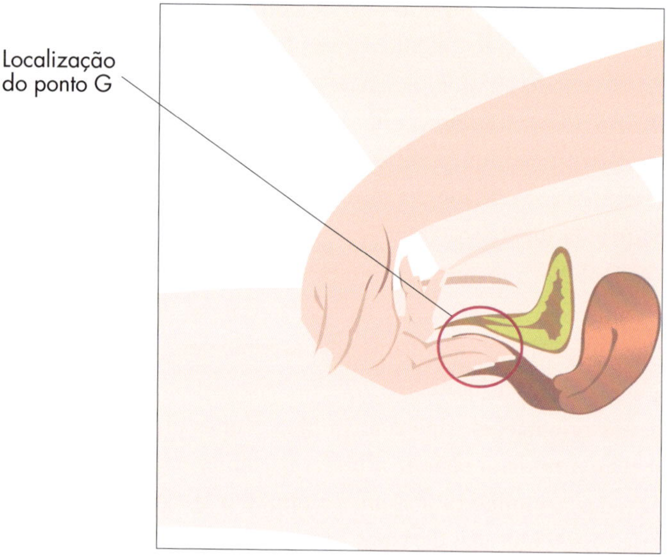

• Lembre-se de que beijos, apertos e carícias não podem faltar neste momento. Outra forma de causar estímulos é a mulher em uma posição por cima do homem, assim causará mais atrito (posição 1), ou também poderá ficar por baixo do homem com as pernas estendidas e fechadas para provocar um atrito maior ainda (posição 2).

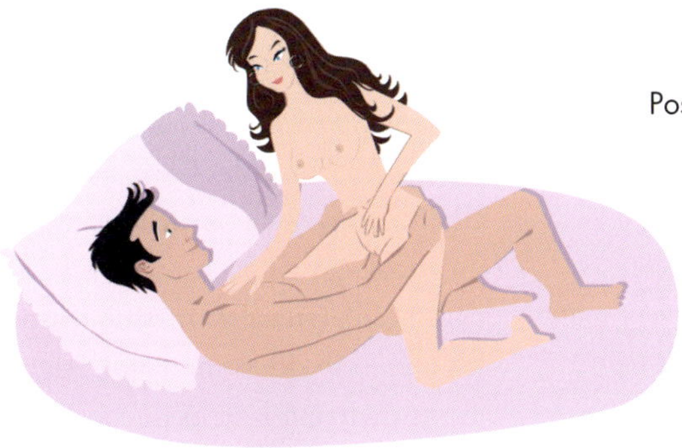

Posição 1

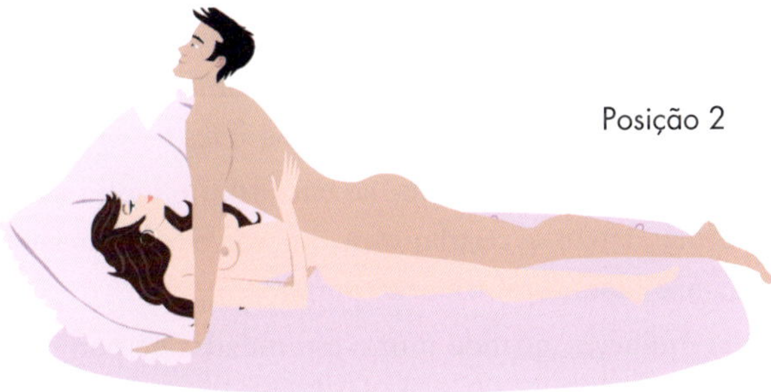

Posição 2

Outra sugestão de estimulação do ponto G é por meio do pompoarismo. Quando a musculatura está fortalecida, com um bom e eficiente tônus, o diâmetro do canal vaginal será menor. Com isso, as chances de provocar uma contração muscular serão maiores. Quando a mulher contrai os músculos perineais, o que acontece é uma maior pressão do canal vaginal no pênis e uma maior pressão do pênis no canal vaginal, estimulando o ponto G. Além disso, o atrito aumenta muito dentro do orifício, proporcionando prazer para a mulher e seu parceiro.

Quem não tem ou não quer a ajuda de um parceiro nessa prazerosa aventura pode contar com os estimuladores de ponto G vendidos nas butiques eróticas.

Algumas mulheres compram o acessório, mas acabam utilizando-o de forma errada. Caso você adquira um estimulador comprido, certifique-se de que não seja introduzido até o final do canal vaginal. Se pensarmos na anatomia feminina, lembramos que ao final do canal, na parte anterior, fica a bexiga. Assim, podemos prever que a estimulação nesse local vai servir para provocar vontade de urinar, caso a bexiga esteja cheia.

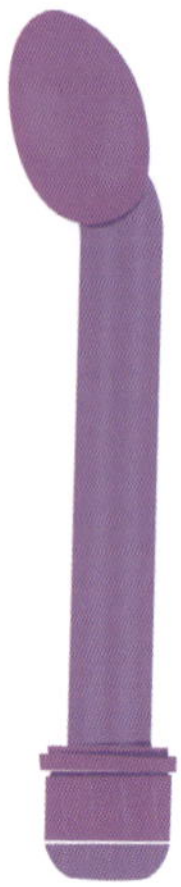

Portanto, ao usar o estimulador, introduza somente 4 ou 5 centímetros na entrada do canal, posicione-o corretamente, ligue-o e sinta as vibrações. Caso não sinta prazer algum, pressione o aparelho contra a parede do canal. Se ainda não for suficiente, faça contração perineal ao mesmo tempo em que faz a pressão do estimulador. Algumas mulheres preferem fazer pequenos movimentos para encontrar o local exato. Não se esqueça de que tudo é um aprendizado e, caso não dê certo na primeira vez, você pode e deve tentar outras vezes.

A primeira sensação provocada, ao encontrar o local indicado, é de urgência de urinar, então se certifique de que sua bexiga esteja vazia antes de iniciar, para não bloquear a sensação prazerosa que vem depois dessa etapa.

Algumas mulheres, quando muito estimuladas no ponto G, podem expelir um líquido pela uretra, ato chamado de ejaculação feminina ou squirting. Outras, mesmo sem estímulos no ponto G, também chegam a expelir esse tipo de líquido. Mas trata-se de um assunto ainda mais polêmico que o próprio ponto G.

Muitos pesquisadores acreditam que as glândulas de Skene ou parauretrais são as responsáveis pela produção do líquido, que pode ser expelido pela uretra em pequenas ou grandes quantidades. Já ouvi mulheres dizerem que expelem em jatos. A mesma mulher pode apresentar o orgasmo em todas as relações sexuais ou não. Algumas podem ter interferência do ciclo menstrual e também de hormônios.

Posso dizer a vocês, baseada em relato de minhas alunas, que a cada 20 mulheres, pelo menos 2 experimentaram esse tipo de ejaculação. Muitas chegam à aula com vergonha de contar sua experiência, mas quando percebem que outras mulheres vivenciaram a mesma situação, elas se sentem à vontade para dividir seu relato. Dizem que não ocorre em todas as relações e se referem à ejaculação como algo mais forte que o orgasmo.

Segundo elas, a sensação de vontade de urinar é muito forte. Depois de um tempo de estimulação, sentem como se o orgasmo estivesse se aproximando para, em seguida, serem tomadas por uma sensação de expulsão que é diferente dos orgasmos que geralmente têm. Muitas nem percebem que algo está saindo de seu corpo. Só se dão conta porque encontram a cama molhada e o parceiro afirma que o líquido saiu delas.

Tive uma paciente que chegou ao consultório com o diagnóstico médico de incontinência urinária. Dizia que perdia urina durante o ato sexual, mas não havia nenhuma alteração física que mostrasse ser um caso de incontinência e nem mesmo a paciente tinha certeza de que era urina. Muitas mulheres têm a mesma dúvida. Afirmo, com segurança, que urina tem um odor característico e, mesmo na dúvida, você perceberia o cheiro forte nos lençóis no dia seguinte. No caso da ejaculação, não haverá cheiro algum.

Outra questão é a viscosidade do líquido. A urina é bem aquosa, enquanto a ejaculação feminina é um pouco mais viscosa, mas sem chegar ao que é a ejaculação masculina. Alguns cientistas acreditam que a ejaculação pode ser o excesso de lubrificação dentro do canal vaginal que pode ser expelido no momento do orgasmo. Mas, segundo minhas alunas, o líquido expelido é transparente e não branco leitoso como a lubrificação vaginal.

Cada homem reage de uma forma quando se fala em ejaculação feminina. Alguns sentem repugnância, estranham algo saindo de sua companheira. Outros, porém, geralmente os que têm mais informações a respeito, ficam extremamente contentes e até mais excitados por saber que a parceira sentiu um prazer tão grande que as levou a ejacular. É por isso que sempre peço às alunas que leiam sobre sexo, assistam a palestras, pois quanto mais informação elas e os parceiros tiverem, melhor será a relação para ambos.

Existem mulheres que, depois de tomarem consciência de que a ejaculação pode acontecer, sentem-se mais preparadas e deixam que tudo aconteça de forma mais natural. Assim, não é raro descobrirem que algo diferente e maravilhoso pode acontecer.

Caso real

Orgasmo

O orgasmo é uma experiência muito particular. Tive uma aluna que chorava toda vez que chegava ao orgasmo. Para muitos, pode parecer estranho e o namorado dela ficava muito confuso com a situação. Após conversar com os dois, a situação se acalmou porque expliquei que cada mulher tem uma reação. Umas falam palavrões, outras gritam como se estivessem desesperadas, e não existe certo ou errado. É preciso conhecer para compreender.

Esclarecendo: Se você tem um comportamento um pouco diferente quando está prestes a ter um orgasmo ou durante o ato sexual, não se considere maluca. Às vezes, a sensação de prazer é tão grande que cada um expressa de forma diferente.

Capítulo 5

COISINHAS DE HOMEM

O pênis e suas pequenas e grandes partes

Olhem só que curioso! As mulheres têm dúvidas sobre seu corpo, mas também sobre o corpo dos homens. Diferentemente deles, que, desde crianças, têm um contato muito próximo com seus genitais. Claro que a própria anatomia ajuda muito, já que o pênis é todo voltado para fora do corpo. Fica exposto, visível, fácil de pegar, olhar e manipular. Se eles ficam com alguma dúvida, certamente se refere ao funcionamento interno. Querem saber de onde vêm os espermatozoides, para onde vão, se passam pelo mesmo canal da urina, entre outras perguntas.

Em geral, eles também costumam ver, desde pequenos, o pênis de outros homens, seja o do pai ou irmãos, seja o de estranhos, em banheiros públicos, cujos mictórios permitem que um veja o outro enquanto urinam. Por essas e outras, o contato deles com o universo dos genitais é encarado de forma muito mais natural, sem tantos mistérios ou algo a esconder, como acontece com as meninas.

Quando pensamos na curiosidade que eles têm em relação ao corpo delas, de novo são privilegiados. Há um maior número e exposição de revistas e publicações com fotos de mulheres nuas, em posições diferentes, mostrando corpos de diversos tamanhos, cores e formas. Já as revistas masculinas são mais raras e tampouco despertam o interesse delas tão cedo, já que a atitude poderia render julgamentos e condenações para as quais elas não estão preparadas.

De modo que, desde muito cedo, elas alimentam curiosidades e indagações sobre o corpo dos meninos. Como é o pênis? Por que eles têm algo para fora, que balança, e elas não? A partir de comentários que ouvem por toda parte, ficam a se questionar sobre tamanho, diâmetro e essa história de que ele cresce e fica ereto. Claro que atualmente, com a internet, as descobertas sobre o corpo masculino e feminino ficaram muito mais fáceis. Mas ainda assim, as informações podem se restringir ao que se refere à saúde ou à pornografia, o que não ajuda muito quando o que se busca é tirar dúvidas sobre um assunto tão complexo e amplo quanto sexo, corpo e relações sexuais. Então, vamos ao pênis, este gigante e misterioso!

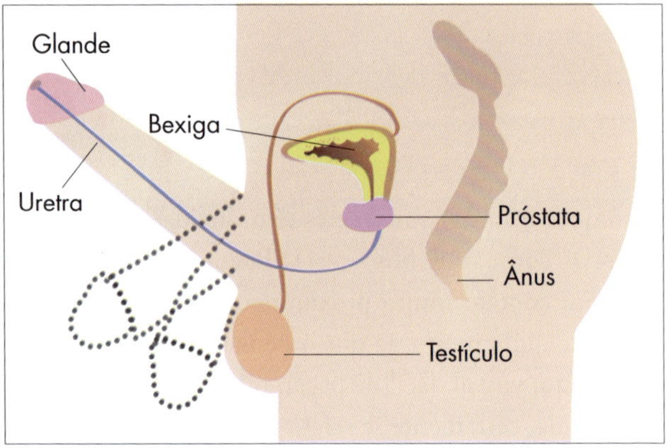

O tamanho do dito-cujo!

Uma das maiores preocupações de grande parte dos homens refere-se ao tamanho do pênis. Existe uma crença popular de que quanto maior o pênis maior a masculinidade deste homem. No entanto, sabe-se que se trata muito mais de mito do que de realidade. A masculinidade está vinculada a outros quesitos, mais relacionados à atitude, virilidade e capacidade de interagir com as mulheres do que com o tamanho do pênis propriamente dito. Todos conhecemos a velha frase: "Mais importante do que o tamanho da varinha, é a mágica que ela faz"!

Estudos mostram que a média de tamanho do pênis é de 12 a 14 centímetros. Porém, existem variedades que vão desde 6 até 36 centímetros, o que é bastante raro. O diâmetro também é um dado que gera curiosidade e causa polêmica. Algumas mulheres pensam que podem sentir dor quando o diâmetro é um pouco maior ou acreditam que não sentirão prazer se for menor. O fato é que se uma mulher está bem lubrificada e excitada, não existem problemas quanto ao tamanho e diâmetro do pênis do parceiro. Claro que se a diferença anatômica de um ou outro for extremamente grande, pode ser necessário algum ajuste. Para essas diferenças existem posições que podem ajudar.

Ou seja, em geral as mulheres só sentem dor quando não estão suficientemente excitadas. Quando isso acontece, o útero muda de posição e faz um pequeno movimento de subida, e o canal vaginal se torna mais relaxado para receber o pênis. Se a mulher não estiver excitada o suficiente, o pênis pode bater no colo do útero e causar dor pela falta de relaxamento.

Percebo, por meio dos depoimentos e comentários de minhas alunas, que o tamanho do pênis é simplesmente uma questão de gosto. Algumas gostam de pênis maiores, outras de menores; umas preferem os de diâmetro menor por achar que pode machucar, outras preferem os mais largos pela sensação de que haverá o preenchimento do canal vaginal por completo. Cada uma gosta de um jeito, mas elas são unânimes quando dizem que independentemente do tamanho do pênis, o que mais gostam é da atenção que recebem do parceiro. Isto é, quando eles percebem seus gostos e principalmente quando se interessam, durante a relação, em saber se a parceira está sentindo prazer ou não. "O que adianta ter um pênis de 25 centímetros e nem ligar se a mulher está gostando ou não?", é o que elas argumentam. E é verdade, porque no momento da penetração, se o corpo não estiver preparado, a mulher sentirá somente desconforto e dor e consequentemente insatisfação.

Formato do pênis

Nem todos os pênis são retinhos e apontados para cima. Tive uma paciente que chegou ao consultório dizendo que o namorado deveria ter algum problema, pois o pênis dele era "torto". Expliquei a ela que muitos homens podem ter uma anatomia um pouco diferente, mas isso não significa necessariamente que ele tenha algum problema.

Os corpos cavernosos podem ser assimétricos, provocando mudanças no formato peniano. A forma como são guardados, sempre para o mesmo lado, também pode contribuir para esta alteração, em alguns casos.

De todo modo, existe uma distúrbio chamado doença de Peyronie, que causa o aparecimento de uma fibrose no corpo cavernoso, parecida com um calo, que pode provocar mudança da curvatura peniana, dificuldade de micção e dor na ereção. Portanto, ao perceber alguma mudança na curvatura ou algo diferente no pênis do seu parceiro, incentive-o a procurar um urologista. Não esperem a situação se agravar para procurar ajuda.

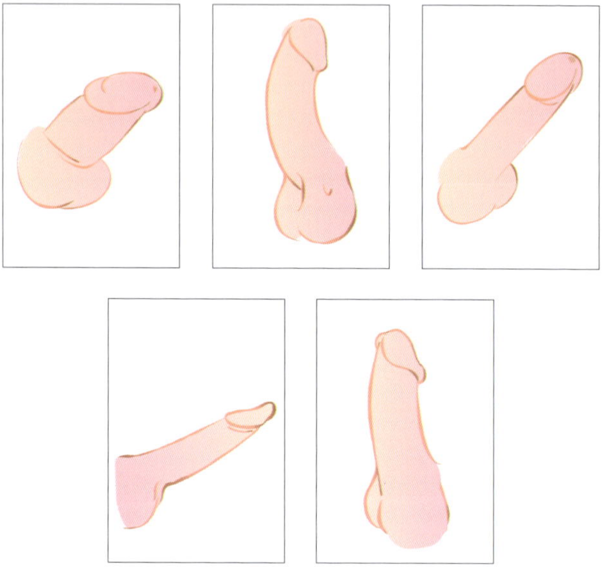

O pênis se divide basicamente em três partes – cabeça, corpo e raiz.

Também chamada de glande, a cabeça é o ponto mais sensível do pênis. Quando o pênis está flácido, a glande é recoberta por uma pele chamada de prepúcio, como aquela que recobre o clitóris. No caso dos homens, também serve para proteger uma parte extremamente sensível e que, do contrário, estaria sujeita a excesso de estímulos e desconforto. O prepúcio é conectado na parte de baixo do pênis por uma área chamada de freno. Quando o pênis fica ereto, o prepúcio desloca-se, deixando a glande exposta.

Sabe-se que é bastante comum retirar-se o excesso de pele por meio da cirurgia conhecida como circuncisão. Serve também para resolver o problema chamado de fimose. Ou seja, homens ou meninos cujo prepúcio não permite a exposição da glande, mesmo com o pênis em ereção.

O corpo do pênis é o seu prolongamento, no formato fálico. A raiz é a parte do pênis que está conectada ao corpo do homem. O interior do pênis é constituído pelos corpos cavernosos, corpo esponjoso e pela uretra. O corpo esponjoso situa-se na parte inferior do pênis, e sua função é envolver e proteger a uretra. Os dois corpos cavernosos situam-se um ao lado do outro na parte superior do pênis.

Para urinar, o pênis pode se manter no estado flácido, já que – esclarecendo a dúvida de muitas mulheres – é impossível liberar urina e esperma ao mesmo tempo. A explicação é porque existem músculos situados na entrada da bexiga que se contraem, impedindo a mistura dos dois fluidos.

Durante o ato sexual, quando o homem é estimulado e fica excitado, é que ocorre a ereção. Ou seja, o pênis cresce e fica duro ao mesmo tempo. A ereção acontece porque os corpos cavernosos inundam-se de um fluxo contínuo de sangue que promovem o seu intumescimento e aumento de tamanho. Existe uma válvula que regula esse fluxo para que o pênis cresça somente até certo limite.

Para concretizar o ato sexual, o homem introduz o pênis na vagina e, depois de vários espasmos musculares, acontece a ejaculação do esperma. Popularmente, dizemos que o homem gozou. Ao ato da introdução do pênis na vagina também se dá os nomes de cópula ou coito, com fins de reprodução humana.

Fases da sexualidade masculina

Excitação

Ao ser submetido a um estímulo, que pode ser visual, tátil ou auditivo, o homem sente que seu desejo foi despertado e o corpo dá sinais. É quando começa o processo de ereção do pênis.

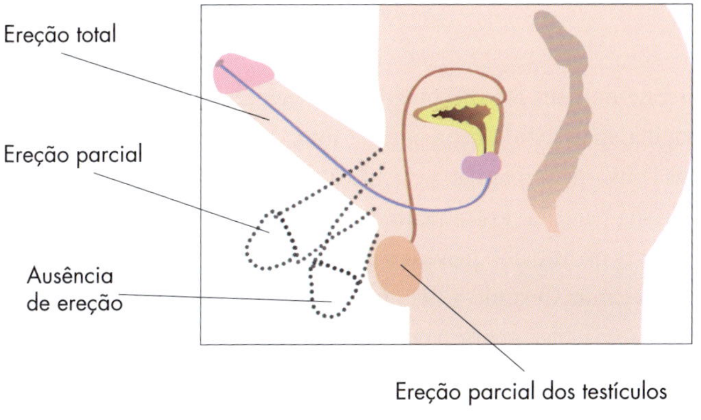

Fisicamente, as mudanças são relativamente rápidas e incontroláveis. O escroto (saco escrotal) se intumesce, as dobras escrotais desaparecem, os testículos sobem, os batimentos cardíacos e pressão sanguínea aumentam e os mamilos podem ficar eretos. Essas são algumas características da fase de excitação masculina.

Platô

Já na fase do platô, com o pênis ereto, as mudanças continuam. A rigidez da ereção aumenta, e a glande (cabeça do pênis) também. Os testículos ficam maiores e mais próximos do corpo e, neste momento, o homem pode liberar o que chamamos de fluido pré-ejaculatório. É uma secreção transparente e lubrificante que já pode conter esperma. Por isso, é preciso tomar cuidado com as brincadeiras feitas sem camisinha. A respiração pode se tornar curta e rápida e os batimentos cardíacos continuam acelerados.

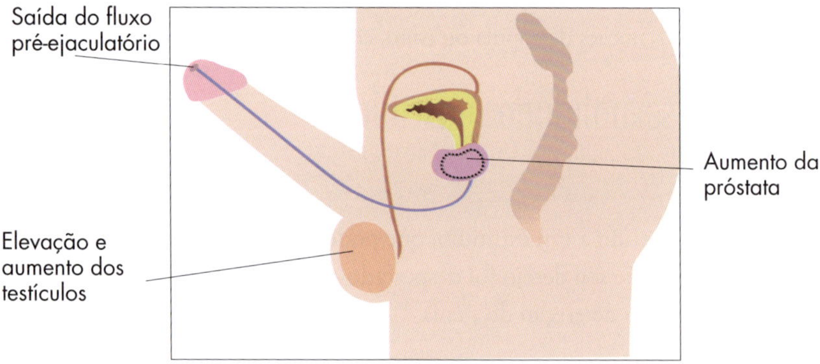

Orgasmo

Quanto mais esse homem for estimulado, especialmente com o pênis já introduzido na vagina, mais rapidamente sentirá vontade de ejacular. Entretanto, alguns homens conseguem retardar a ejaculação para prolongar tanto o seu prazer quanto o de sua parceira. Fisicamente falando, o orgasmo provoca contrações fortes e rítmicas do assoalho pélvico e na próstata. O homem pode ficar vermelho, suado e ofegante. Quando a estimulação chega ao ponto máximo ou esse homem se permite ejacular, ocorre a perda do controle muscular voluntário e ele finalmente chega ao orgasmo.

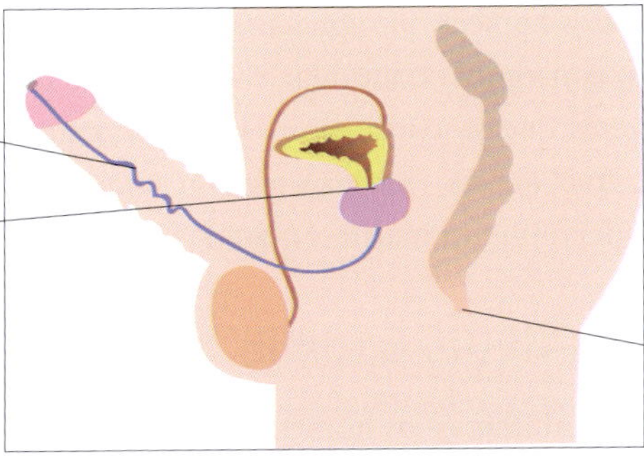

Assim como a mulher, cada homem reage de forma diferente quando se trata de orgasmo. Alguns falam palavrões, outros têm um comportamento meio animal, fazendo barulhos estranhos, outros se contorcem todo. Então, não fique assustada quando seu parceiro demonstrar algo diferente neste momento.

Resolução

Nesta fase, ocorre a perda da ereção do pênis. O escroto relaxa e reaparecem as dobras. O homem sente a sensação de relaxamento total e em geral, se possível, dorme. O sono se deve a esse extremo relaxamento físico no qual ele entra após experimentar o orgasmo.

Período Refratário

O período refratário acontece somente com os homens, durante o qual não é possível ter outra ejaculação. Esse é outro ponto polêmico da sexualidade masculina. Muitos acreditam que o homem só tem orgasmo se ocorrer a ejaculação, mas isso não é exatamente uma verdade. Acontece que eles aprendem a associar uma coisa à outra e terminam vivenciando o orgasmo no exato momento da ejaculação. Porém, é possível experimentar o orgasmo mesmo sem ejacular. O primeiro está relacionado a uma condição mental e psicológica, enquanto a ejaculação é resultado de um funcionamento orgânico.

As mulheres, ao contrário, podem atingir o orgasmo e experimentar outro em seguida, sem necessidade de aguardar. Quanto aos homens, esse período varia de acordo com o ritmo e a disposição de cada um. Também está relacionado com a idade e a saúde física.

Não são todos os homens que apresentam este período refratário. Alguns, embora poucos, conseguem continuar com ereção e ter outra relação sexual. Há mulheres que se consideram sortudas quando encontram um parceiro assim, mas outras, que não gostam tanto de relações seguidas, terminam considerando um martírio quando isso acontece.

Para sua informação e conhecimento!

Assim como as mulheres, os homens também podem ter de lidar com algumas disfunções, sejam orgânicas ou psicológicas, quando se trata de prazer e satisfação sexual. Infelizmente, como nossa cultura ainda cobra muito dos homens um desempenho inquestionável e perfeito, muitos deles não sabem como ou com quem procurar ajuda quando estão com alguma dificuldade.

Porém, o mais interessante é que muitos – muitos mesmo! – têm questões a serem solucionadas nesta área da vida. E não é pra menos! Com tanta cobrança e pressão, só poderia dar nisso: tensão, dúvidas, insegurança e falhas! Aqueles que não se conformam com pouco e se dispõem a buscar tratamento e cura, certamente poderão usufruir de uma vida muito mais prazerosa. E a mulher pode ajudar bastante. Sim, porque se souber conversar, questionar e sugerir caminhos e alternativas, talvez o parceiro se sinta mais confortável para falar do assunto e buscar uma solução.

Os dois maiores problemas que acometem os homens são dificuldade de ter ou manter a ereção – o que chamamos de disfunção erétil – e a falta de controle da ejaculação, que ocorre rapidamente, deixando a mulher sem tempo hábil para se excitar e chegar ao orgasmo também – o que chamamos de ejaculação precoce. Conheça alguns detalhes dessas disfunções e, se for o seu caso, vá em busca de tratamento e saiba que a grande maioria dos casos é extremamente simples de se resolver.

Disfunção erétil

- pode ser causada por questões psicológicas ou físicas
- pode ser resolvida com comprimidos próprios para tratamento contra impotência, como o Viagra, sempre receitados por um médico
- em geral, tem a ver com insegurança ou ansiedade

- estresse e depressão podem causar ou agravar a situação
- medo de que aconteça de novo pode se tornar o problema
- não estar excitado suficientemente deve ser considerado
- problemas de saúde interferem na ereção
- alguns remédios podem prejudicar o desempenho
- o abuso de álcool compromete a qualidade da ereção

Importante

Os exercícios perineais também ajudam na disfunção erétil, pois favorecem a chegada de sangue no pênis e fazem com que toda a região funcione melhor, incluindo músculos, ligamentos, bombeamento de sangue etc. Existe também um tipo de fisioterapia urológica que pode ajudar muitos homens na ereção, principalmente após determinadas cirurgias, como retirada parcial ou total de próstata. Procure um médico ou fisioterapeuta e informe-se sobre esses benefícios.

Ejaculação precoce

A origem de grande parte dos casos tem a ver com fatores psicológicos, e existem técnicas que podem ajudar. Portanto, vale procurar ajuda médica ou terapia sexual o quanto antes.

Além disso, é muito importante que os homens conheçam o próprio corpo, o que acontece e o que sentem quando estão excitados e, principalmente, como eles podem reagir diante das sensações experimentadas no momento da ejaculação.

O que ensino aos meus pacientes é que, primeiramente, eles precisam aprender a se masturbar. Isso mesmo! Aprender a se masturbar com calma e confiança, sabendo analisar cada sensação despertada durante o momento. Vou dar algumas dicas para esse aprendizado.

Primeira etapa

Procure um lugar confortável, onde ninguém vai interrompê-lo. Comece a fazer movimentos para estimular o pênis. Tente cronometrar o tempo que leva para ficar excitado e chegar próximo a ejaculação. Assim que se sentir excitado e perceber que vai ejacular, pare e olhe o tempo. Você deverá repetir esse exercício por alguns dias, sem deixar que ocorra a ejaculação. Depois de conseguir se estimular sem ejacular por um tempo razoável, levando em consideração o tempo marcado no início e o tempo que leva agora, e se estiver satisfeito, passe para a segunda etapa.

Segunda etapa

Comece agora a se masturbar com algum lubrificante, de preferência à base de água. Alguns homens se masturbam com condicionador de cabelo, óleos, entre outros produtos cosméticos. Não é o ideal, porque correm o risco de ter algum tipo de alergia. Com a mão lubrificada, será mais fácil ficar excitado rapidamente, por simular algo parecido com um canal vaginal. Tente novamente aumentar seu tempo. Quando conseguir, passe a próxima etapa.

Terceira etapa

Agora você deverá contar com a ajuda de sua parceira. Ela vai masturbá-lo. A excitação, nesse caso, pode ser ainda maior. A mesma coisa deve acontecer até ficar excitado e chegar bem perto da ejaculação, ou seja, você não deve ejacular. Lembre-se de que a proposta deste exercício é que você aprenda a ter controle sobre seu próprio corpo. Se for necessário parar algumas vezes para diminuir a excitação, não tem problema. Recomecem assim que achar conveniente.

Quarta etapa

Agora é o momento de tentar a relação sexual. Ao iniciar o movimento de vai e vem, observe seu corpo. Quando sentir que vai ejacular, pare e espere. Depois recomece. E assim, você poderá escolher em que momento deseja chegar ao orgasmo.

DICA

- Outra ótima dica para os homens que sofrem com a ejaculação precoce é fazer a contração dos músculos perineais. Esses exercícios causam o aumento da percepção local e ajudam no momento da ejaculação. Os mesmos exercícios perineais ensinados às mulheres no capítulo de pompoarismo podem ser realizados pelos homens, sem o uso dos acessórios.

- Quanto ao tempo de cada relação sexual, não existe certo e errado. Já ouvi alunas que ficavam dez minutos transando e se sentiam satisfeitas quando o parceiro chegava ao orgasmo. Também já ouvi histórias de outras que ficavam por uma ou até duas horas com o parceiro e também se sentiam satisfeitas. Ou seja, o tempo é relativo e particular. Cada casal deve descobrir o seu ritmo. Esse será o tempo certo de vocês.

- Boa sorte e lembre-se de que conhecer seu corpo é o primeiro passo para a satisfação sexual!

Caso real

Masturbação masculina

É muito mais comum os homens se masturbarem do que as mulheres. Ou, pelo menos, a masturbação masculina é encarada como algo natural e normal em nossa cultura. Certa vez, um paciente que havia sido operado da próstata (removida totalmente) e estava com duas semanas de pós-operatório chegou até mim e perguntou se ele poderia se masturbar. Perguntei se ele estava sentindo vontade e ele respondeu que sim, mas que estava com receio por conta da cirurgia. Então, expliquei a ele que poderia se masturbar o quanto quisesse. O melhor, nesse caso, foi que depois ele me contou que conseguiu e estava muito satisfeito!

Esclarecendo: A grande maioria dos homens se masturba durante toda a vida, enquanto sente vontade. No caso do meu paciente, ele poderia até não ter uma ereção completa ou também não ejacular, por causa da retirada da próstata, mas nada o impedia de tentar. Afinal, se conseguisse, poderia continuar sentindo prazer.

Capítulo 6

SEXO ORAL

Entre mitos e verdades, um prazer inquestionável!

Falar de sexo oral é tocar num assunto que suscita opiniões diversas. Para as gerações mais novas, a prática do sexo oral é muito natural, embora ainda desperte dúvidas e medos. Mas a maioria das avós certamente considerava algo que somente as profissionais do sexo fariam. Ou seja, território e assunto proibido para uma mulher "direita". Era o tipo de diversão que os homens só poderiam encontrar fora de casa.

Felizmente, os tempos mudaram e nós, tanto homens quanto mulheres, estamos mais disponíveis para falar sobre sexo e suas possibilidades. Hoje, mais do que nunca, a ideia é que os dois se sintam satisfeitos. E para quem ainda tem dúvidas ou receios, preparei algumas dicas de como deixar o sexo oral com gostinho de "quero mais". Com criatividade, autoconhecimento e a autoestima alimentada, é possível transformar pequenos momentos em grandes ocasiões.

Portanto, este capítulo é destinado tanto para os homens quanto para as mulheres. Isso mesmo! Em geral, as revistas femininas ensinam e dão dicas às mulheres sobre como fazer sexo oral no parceiro e levá-lo à loucura. Mas bem pouco se fala sobre como os homens podem aprender a satisfazer ainda mais suas parceiras.

Vale começar esclarecendo que sexo oral é todo estímulo sexual realizado com a boca e com a língua. A maioria das pessoas usa como preliminar para o ato sexual, mas nada impede que seja feito também em qualquer outro momento da relação sexual. Preliminar é tudo o que acontece antes da penetração com o objetivo de excitar o casal e preparar o corpo dos dois para a penetração em si.

Fiquem atentos!

O sexo oral pode ser tão bom que é quase um presente. Em geral, requer intimidade e confiança, especialmente diante do risco de contrair alguma doença sexualmente transmissível. Mas a maior garantia de satisfação é estar com muito desejo pelo outro. Por essas e outras, não é preciso ter pressa. Não vá com tanta sede ao pote, porque quanto mais devagar, mais instigante. Além disso, se aquele que estiver fazendo for direto com a boca na vagina ou no pênis, pode perder a chance de passear por zonas bastante sensíveis e provocantes.

Sexo oral na mulher

A maioria das mulheres é fascinada pelo sexo oral e se sente muito bem quando recebe esse tipo de estímulo na região que envolve clitóris, pequenos e grandes lábios, canal vaginal e muitas vezes o ânus também.

Para que o sexo oral seja bem feito, o melhor é que o parceiro desenvolva alguns comportamentos como habilidade, paciência, conhecimento e, acima de tudo, vontade de provocar prazer na parceira. Afinal, é fato que muitas mulheres sentem prazer e orgasmo no sexo oral. Ou seja, para muitas é o caminho para a realização sexual.

As mulheres, por sua vez, não devem perder tempo e concentração se envergonhando de sua vagina durante o sexo oral. Posso garantir a vocês que é uma visão muito agradável para os olhos dos homens.

Os filmes pornôs são referência para muitos homens quando querem aprender a fazer sexo oral, mas a questão é que os estímulos ensinados não são tão agradáveis a todas as mulheres. O que sempre vem em minha mente, e que são bem conhecidos nos filmes pornôs, são os estímulos clitorianos feitos por uma língua que se movimenta de um lado para o outro num ritmo bastante acelerado. No entanto, escuto sempre de minhas alunas que não é o tipo de estímulo de que mais gostam. O maior problema, porém, é que elas se sentem constrangidas ou confusas no momento de explicar aos parceiros como de fato gostam.

Minha primeira dica para as mulheres é que, enquanto estiverem recebendo sexo oral, segurem a mão do parceiro e guiem-na com sua sensibilidade e seu desejo. Vá sinalizando o que quer por meio de apertos, sejam mais intensos (caso esteja em um estado de grande excitação) ou menos intensos (caso a sensação diminua). Sei que pode parecer estranho no início, mas lembre-se de que você está aprendendo a receber o sexo oral e seu parceiro está conhecendo quais são os pontos de grande sensibilidade para você.

Homens, acreditem: a criatividade é fundamental nesse momento. Lembrem-se de que não existem somente movimentos para a direita ou a esquerda. Passear por todas as partes é essencial. Os toques podem ser com movimentos lentos ou mais rápidos, e pequenas chupadas, beijos e carinhos devem ser testados.

São raros os homens que não gostam ou não se sentem a vontade em relação à lubrificação vaginal. Em geral, esses homens têm dúvidas sobre a questão de fazer bem ou não esse contato, mas garanto a vocês que – com exceção da real possibilidade de contrair doenças sexualmente transmissíveis caso não conheça a parceira – a vagina e seus fluidos são limpos e não fazem mal. A lubrificação apenas demonstra que a mulher está excitada e gostando dos carinhos que está recebendo. Felizmente, a grande maioria dos homens gosta muito do sabor e do cheiro da vagina.

Um problema real que pode impedir um homem de fazer sexo oral é a falta de higiene da mulher. Se ela não tomar banho diariamente e não lavar a vagina cuidadosamente, daí sim pode apresentar cheiros fortes e desagradáveis. Portanto, higiene feminina é fundamental para que os homens tenham prazer em fazer sexo oral. Quando for tomar banho lembre-se de afastar todos os lábios, passar sabonete em todos os pequenos cantinhos, mas não é necessário introduzir água no canal vaginal porque ele tem sua própria limpeza.

Quanto aos pelos, dos quais já falamos no primeiro capítulo, repito: é uma questão de gosto, mas pode ser que seu parceiro considere uma questão de higiene. Então pergunte quais suas preferências para que o sexo oral possa ser agradável tanto para você quanto para ele.

Outra coisa importante é o tempo que as mulheres levam para chegar ao orgasmo com o sexo oral. Cada uma tem seu tempo, mas a maioria leva alguns bons minutos para que isso aconteça e alguns homens não têm paciência de esperar, talvez pelo desconforto na mandíbula por ficar com a boca aberta muito tempo. Para acabar com esse problema, tenho algumas sugestões.

A primeira é que os homens não precisam usar a língua todo o tempo, pode usar os lábios, dar beijos e fazer estímulos com a boca também fechada. Outra é usar os dedos, sempre com algum tipo de lubrificante, que pode ser à base de água ou até mesmo a saliva. Também é possível usar algum estimulador clitoriano e alternar com a boca, os lábios, a língua e os dedos. Não se esqueçam de escolher um lugar e uma posição confortável. Assim, ambos terão sensações maravilhosas.

Para terminar, vale ressaltar que a virilha, bem como os grandes e pequenos lábios, são regiões extremamente convidativas e podem ser exploradas antes de se chegar ao clitóris, que é o ponto máximo de sensibilidade.

Sexo oral no homem

Se existe algo em que as mulheres têm dúvida é o tal do sexo oral. As mulheres não sabem muito bem como o pênis funciona e, quando se trata de sexo oral, vem logo a lembrança dos filmes pornôs, em que mulheres treinadas são capazes de introduzir um pênis bem grande na boca, fazendo-o desaparecer por completo.

"Será que tem de ser assim? Tenho que fazer dessa forma?", é o que muitas delas se perguntam. O sexo oral até pode ser assim, mas convenhamos que isso realmente requer treino e raras são as mulheres que conseguem. Ou seja, em geral, sexo oral não é bem assim! O ideal é que você faça respeitando seus limites e suas vontades para que possa ser prazeroso também para você.

Enfim, não sei que ideia de sexo oral você tem em mente, mas se você for igual a muitas de minhas alunas que confessam ter horror a fazer sexo oral e consideram a prática uma verdadeira tortura, então teremos de rever seus conceitos. Quando pensar em sexo oral, você precisa ter em mente que pode ser gostoso para ambas as partes. Em primeiro lugar, talvez seja importante para você ter uma relação de, no mínimo, confiança e carinho com seu parceiro. Além disso, quando tocar no pênis, não pense em fazer algo mecânico, porque isso seu parceiro pode fazer sozinho, sem precisar de você.

Então, vamos começar com alguns esclarecimentos básicos! Sexo oral no homem é qualquer estímulo feito com a boca no pênis, nos testículo e no ânus. Dificilmente ouviremos falar de um homem que não goste da brincadeira. Por isso, vale a pena se dedicar e superar os pequenos constrangimentos. Algumas mulheres reclamam dos pelos que costumam entrar em contato com a boca, outras dizem que aquelas pequenas gotículas que saem pela uretra causa desconforto e outras reclamam ainda de dor na mandíbula pelo tempo de abertura.

A boa notícia é que essas reclamações podem ser facilmente solucionadas. A grande questão mesmo é a mulher se permitir. Entregar-se ao desejo e não se preocupar com o que o parceiro vai pensar ou coisas do gênero. Assim, relaxadas, confiantes e seguras, poderão desfrutar do prazer que são capazes de provocar no parceiro. E isso pode ser realmente muito bom!

Quanto aos homens, seria mesmo ótimo se aparassem os pelos a fim de evitar que entrem na boca da parceira no momento do sexo oral. A impressão de que o pênis fica maior quando se apara os pelos também faz com que os homens gostem da ideia. De todo modo, um cuidado que a mulher pode ter é o de passar a mão pelo pênis antes de começar o sexo oral para evitar que o episódio aconteça e, mesmo que fique algum sobrevivente, não deixe de tirá-lo da boca. Conforto acima de tudo!

Como fazer?

Seja criativa! Lembre-se de que você tem duas mãos para auxiliá-la. Não pense que o pênis tem que estar todo dentro da boca. O lugar de maior sensibilidade no pênis é a glande, mas tenho certeza de que você pode percorrer um pouco além dela para que fique bom para os dois. Uma das mãos pode dar um suporte e o limite do quanto você permitirá entrar em sua boca. Use e abuse dos lábios e da língua. Com a outra mão, você pode passear por zonas erógenas, como parte interna das coxas, testículos e nádegas.

Para as mulheres que querem tentar introduzir um pouco mais do pênis na boca, a dica é inspirar, ou seja, puxar o ar no momento da entrada do pênis e expirar, ou seja soltar o ar, no momento da saída. Não custa nada tentar.

Vá alternando movimentos de mãos e boca para não causar desconforto na mandíbula e terminar desistindo. Muitas de minhas alunas me perguntam sobre como estimular o períneo do parceiro, que é o espaço entre o saco escrotal e o ânus. Ali realmente é um ponto de grande sensibilidade para muitos homens. Para estimular este local, é preciso alguma pressão a fim de mandar estímulos para a próstata, que fica logo acima. Mas sempre alerto que, da mesma forma que muitos homens vão gostar muito desses estímulos, existem também os que vão se constranger e logo pensar que você pode tocar em seu ânus. Infelizmente, muitos homens ainda têm muito preconceito quanto a deixarem ser tocados nesta região, embora seja uma bobagem, porque o que define a homossexualidade não é "o que" se faz e sim "com quem" se faz. Ou seja, se for tocado por uma mulher, não importa em que lugar, estará tendo uma relação hétero e não homossexual.

De todo modo, o melhor é avisar ao parceiro o que você está tentando fazer ou pelo menos demonstre a ele que seu foco não é o ânus. Caso você perceba que ele não fica tenso e não tem problemas com esse tipo de estímulo e nem com essa região, então você pode ousar mais, pois o ânus é um dos lugares mais sensíveis do corpo, tanto masculino quanto feminino.

No mais, lembre-se de que o alvo do prazer não se resume somente ao pênis. Antes de chegar lá, aproveite para passear e provocar seu parceiro com lambidas e chupadas tanto na virilha quanto no corpo do pênis até chegar à glande.

Ejaculação

Se você continuou estimulando seu parceiro, ele pode chegar ao orgasmo e ejacular. Nas minhas aulas e cursos, quando falamos sobre sexo oral, logo aparece a maior dúvida: engolir ou não engolir o sêmen? Antes de entrarmos nos detalhes, posso adiantar que cada mulher terá de encontrar a sua resposta. Caso tenha curiosidade, experimente, mas não se esqueça de que precisa confiar muito no parceiro e considerá-lo muito saudável, porque várias doenças podem ser transmitidas pelo sêmen.

Lembre-se também de que, antes de ejacular, o pênis elimina pequenas gotículas através da abertura da uretra, cuja função é preparar o canal uretral para receber o esperma. Estas gotículas não têm cheiro ou gosto e nelas estão presentes pequenas quantidades de espermatozoides que podem engravidar a mulher.

Quando o assunto é engolir ou não o produto da ejaculação, algumas mulheres admitem que sente nojo. Tudo bem! É direito de cada uma gostar ou não, engolir ou não. O ideal, obviamente, é não se sentir obrigada ou pressionada a nada. Fazer sexo oral em alguém tem de ser um desejo, uma escolha.

Agora, se a dúvida é se o esperma faz mal à saúde, considerando que estamos falando de um homem saudável, sem nenhuma DST (Doença Sexualmente Transmissível), a resposta é não! Existem pesquisas que afirmam que a ejaculação é mais limpa do que a saliva. O gosto é aquele que amarra, tipo banana verde. O cheiro é de água sanitária. A composição do sêmen realmente tem aspecto cremoso, mas não há comprovações de que realmente faz bem para a pele, como muitas mulheres gostam de afirmar. Para aquelas preocupadas com detalhes estéticos, vale dizer que uma ejaculação equivale, em média, a 35 calorias. Quanto ao contato com os olhos, é bom evitar porque pode causar sensação de ardor e queimação.

Enfim, se você vai fazer sexo oral ou não, se vai engolir o esperma ou não, a escolha é sua! O que posso garantir é que sexo com intimidade, confiança e prazer é tudo de bom!

Cuidados que podem fazer toda a diferença

Lembre-se de que estamos falando de uma prática feita com a boca. Portanto, quanto mais higiene houver, melhor. Pessoas saudáveis e que se cuidam sabem a importância de manter a região genital bem lavada, seca e muito bem cuidada. Ou seja, para que o sexo oral seja realmente bom, em todos os sentidos, é preciso cuidar da saúde.

Outro quesito importante é quem estiver fazendo e quem estiver recebendo o sexo oral estar numa posição confortável. Não há tesão que resista a dor nas pernas, nos braços ou em qualquer outra região do corpo. Com o tempo, você certamente vai descobrir quais são suas posições preferidas, aquelas que conduzem ao prazer mais rapidamente e garantem resultados excelentes. É importante que você compartilhe com o parceiro e também ouça as preferências dele. Assim, os dois se sentirão importantes e seguros na relação.

Quanto aos movimentos, pressão, força e ritmo, cada um tem o seu, seja para fazer, seja para receber e gostar! É por isso que expressar o que você está sentindo, se está gostando ou não, é a única forma de se dar bem. Muitas vezes, nem é preciso usar as palavras. Basta segurar a mão do parceiro ou dar leves toques com o corpo para dar a entender o que você quer. Mas, para isso, sintonia é fundamental.

Cuidado com movimentos agressivos ou que podem machucar também é importante. Por se tratar de uma região muito sensível, é preciso cuidar para que os dentes não façam parte da brincadeira. Ou seja, mordidas nem pensar. E a força vai depender do gosto de cada um. Vale pedir para ir mais devagar ou mais rápido, com mais intensidade ou menos. Aliás, no jogo do amor, vale tudo desde que ambos estejam de acordo.

Vale relembrar que os homens são muito visuais. Eles se estimulam quando olham uma mulher fazendo sexo oral neles. A mulher pode não só sugar, mas também lamber, chupar, apertar o períneo do homem, os mamilos, a barriga, o bumbum. Conforme for sentindo que ele está gostando, vá em frente. Se ele não estiver gostando, muito provavelmente vai dar um jeito de mostrar. Ainda bem! As mulheres devem fazer o mesmo, sempre!

Dicas extras de prazer!

Quando falamos em sexo oral, imediatamente imaginamos uma boca na vagina ou num pênis. No entanto, outros pontos de estimulação também podem fazer parte desta brincadeira. Tanto na mulher quanto no homem, o períneo e o ânus são extremamente sensíveis e suscetíveis à estimulação. Se você se sentir à vontade, tente desbravar novos pontos eróticos no corpo da pessoa com quem se relaciona e poderá ter gratas surpresas!

O local também pode ser um fator de excitação. Sair da cama e explorar o mundo, com o intuito de descobrir novas possibilidades de fazer amor é outra forma de ser criativa. Experimentem o banheiro, embaixo do chuveiro, ou dentro do carro ou locais mais improváveis, como na rua, num beco, no elevador, no escritório ou debaixo de chuva. Saiba que os homens adoram variedade de estímulos e as mulheres, aquela adrenalina que o perigo de serem pegas em flagrante pode causar.

Também existem vários ingredientes para incrementar o sexo oral, tais como balas refrescantes, sorvete, creme de frutas, geléias, gelo, mel morno, velas e cremes comestíveis. Basta abusar da criatividade e pesquisar para que suas transas sejam bem mais interessantes! Tentem, testem, aproveitem, curtam... Não existe limite para o desejo!

Caso real

Sexo oral

No ano em que comecei a dar aulas, tive uma aluna que, por algum motivo, não fazia sexo oral no namorado. Ela dizia que não tinha a menor vontade e que ele não sentia falta. Outras alunas que assistiam à aula tentaram convencê-la de que, com certeza, ele sentia falta, sim. Tivemos uma aula sobre sexo oral e ela resolveu, depois disso, pelo menos tentar. Fiquei sabendo depois que o namorado dela amou e que ela também acabou gostando. Tornou-se uma prática constante no namoro deles.

Esclarecendo: Você precisa ter vontade para realizar qualquer prática sexual, mas acima disso tem que ter conhecimento para saber se aquilo também pode ser bom para você.

Sexo oral com aparelhos?

Tive também uma aluna que estava fazendo sexo oral no namorado e, na empolgação, esqueceu que usava aparelho nos dentes; e para piorar, era de metal. O final dessa história já dá para imaginar, não? Isso mesmo, o aparelho ficou preso no pênis! Para a sorte deles, não foi necessário chamar o dentista porque conseguiram desprender sem grandes lesões. Já pensou no sufoco?

Esclarecendo: Quem usa aparelho dentário pode realizar sexo oral no parceiro, mas deve ter cuidado com os dentes. Faça movimentos mais lentos e fique atenta para que nada de desastroso aconteça.

Capítulo 7

SEXO ANAL

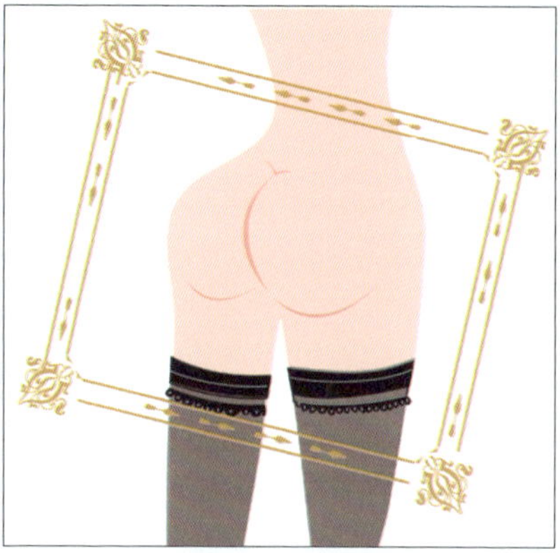

Cada vez mais, as mulheres estão se permitindo experimentar, conhecer sua sexualidade, usar a criatividade e entregar-se ao prazer. Isso mesmo! Já foi o tempo em que elas fugiam de práticas como o sexo anal, por exemplo. Os casais de hoje praticam essa alternativa com muito mais conhecimento do que na época em que os preconceitos dificultavam o acesso a informações sobre como fazer sem correr riscos desnecessários.

Não digo que 100% das mulheres querem ou sentem vontade de praticar esse tipo de relação, mas posso afirmar que pelo menos 80% delas têm curiosidade de saber mais. Claro que ainda existem as que fingem que ele não existe e outras que o tratam como algo sujo e feio. Já escutei de muitas alunas que o ânus é um lugar de saída e não de entrada de seja lá o que for. Mas o fato é que, em minhas aulas, sempre surgem as perguntas relacionadas a esse tema tão polêmico.

Além disso, muitas mulheres têm se sentido a vontade para admitir que não só gostam como também chegam ao orgasmo com o sexo anal.

Para isso, porém, a mulher precisa estar com vontade, disposta. Muitas fazem somente para agradar o parceiro e, nesses casos, é bem difícil sentir prazer. É preciso ter pelo menos curiosidade para arriscar a tentativa.

Os maiores preconceitos em relação ao sexo anal surgiram por conta dos filmes pornôs que, durante muito tempo, privilegiaram esse tipo de prática, já que representava o proibido. Além disso, não faz muito tempo que somente garotas de programa eram assumidamente adeptas dessa prática, enquanto as mulheres consideradas "direitas", quando praticavam, escondiam de todos e não tocavam no assunto. Hoje a história mudou. Uma mulher não vai fazer sexo anal e sair contando para todas as amigas, até porque seria desnecessário, mas quando tem espaço para falar sobre o assunto, como ocorre em minhas aulas, expõe suas opiniões, dúvidas e até contam suas experiências. Particularmente, quando reúno várias mulheres para falar sobre sexo, considero uma oportunidade maravilhosa porque consigo mudar a vida de muitas delas pelo simples fato de vários tabus serem quebrados e diversos preconceitos ligados ao sexo deixarem de existir.

Algo indiscutível, quando falamos em sexo anal, é o fetiche masculino, seu desejo especial pela prática, talvez por ser algo diferente do convencional ou até pelas diferenças anatômicas, já que é um local mais apertado que o canal vaginal e provoca uma sensação diferente no pênis. Além disso, o sexo anal é uma conquista, e quem não gosta de conquistar algo ou alguém? Mas sempre faço questão de repetir em minhas aulas: sexo anal não é presente de namoro, de aniversário ou de casamento. Não se deve marcar uma data especial para esta prática. O melhor é que aconteça naturalmente, que seja resultado da vontade de ambos. E, principalmente, deve ser respeitada a opinião da mulher sobre o assunto.

Trata-se de uma região bastante inervada e sensível, o que significa que realmente pode garantir prazer tanto aos homens quanto às mulheres. Mas, obviamente, alguns cuidados precisam ser tomados para que não surjam problemas. Ou seja, informações corretas, autoconhecimento e respeito são quesitos fundamentais para transformar o sexo anal numa prática que, além de muito gostosa, pode aumentar a confiança e a intimidade entre um casal. Portanto, antes de falarmos sobre a prática propriamente dita, vale conhecer melhor essa misteriosa região.

Anatomia do ânus

Não há melhor modo de acabar com as dúvidas do que sabendo exatamente do que estamos falando. O ânus é o orifício final de todo o trato digestivo, por meio do qual as fezes são expelidas. Trata-se de uma superfície formada por pele e internamente pela mucosa do intestino. Contêm um feixe muscular em forma de anel chamado de esfíncter anal. É este músculo que controla a liberação das fezes. Por isso, conseguimos contrair e relaxá-lo voluntariamente. Existe também o esfíncter interno, músculo involuntário controlado pelo sistema nervoso central, ligado também às questões emocionais.

Ou seja, caso você esteja com medo ou ansiosa, o relaxamento será mais difícil, mas você pode aprender a relaxar seu esfíncter interno. Para isso, experimente, durante o banho, introduzir um dedo no ânus para sentir onde fica o esfíncter. Tente perceber as reações de seu corpo e de que modo você pode exercer algum controle sobre ele, especialmente quando se dispõe a relaxar. Se quiser, tente depois introduzir mais um dedo e lembre-se de que algo maior vai penetrá-la no caso do sexo anal.

O relaxamento é de extrema importância quando se trata dessa prática. Lembre-se de que esses músculos são os que provocam dor se forçados à penetração em um sexo anal tenso e com medo.Para que algum acessório ou o pênis penetre o canal anal, os dois esfíncteres devem estar relaxados.

Externamente e ao redor, o ânus apresenta pelos. Isso quer dizer que a higiene é fundamental e lavar o ânus com água e sabão diariamente é o mínimo que se deve fazer, além de lavar também após cada evacuação. A depilação também é uma boa indicação para facilitar a higiene. Para as mulheres que nunca depilaram, sugiro experimentar numa próxima oportunidade e observar a sensação.

Na prática do sexo anal, o reto também é usado. É dentro dele que o pênis será introduzido. O reto é a última porção do intestino e termina no ânus. Geralmente, esta região só contém fezes quando a parte anterior está completa. O reto mede entre 12 e 17 centímetros. Além disso, o canal retal apresenta algumas ondulações e pequenas curvas que podem, em determinadas posições, causar desconforto, principalmente para a mulher.

Os maiores receios

Um dos maiores dilemas é o contato com as fezes ou com o cheiro delas. A maioria das mulheres tem esse receio, no entanto, os homens têm tanto fetiche e desejo pela região que parecem não se importar muito com isso. Temos que ter em mente que quando se trata de contato com o reto, pode mesmo haver, em algum momento, o contato com as fezes.

Para que isso não aconteça, alguns cuidados podem ser tomados, tais como o uso de preservativo e a lavagem retal.

A segunda maior preocupação das mulheres é a dor. O sexo anal causa muita dor? Essa é a pergunta que mais ouço, e a resposta é não. Isso mesmo! O sexo anal realizado com cuidado, respeito e desejo dificilmente provocará dor e desconforto. Depende de cuidados simples como:

- Relaxar a musculatura da região e todo o corpo.
- Usar e abusar de lubrificantes íntimos. Não economize!
- Respeitar a excitação. Se ainda não rolou, espere. Não tenha pressa.
- Lembrar-se de que a pressa é inimiga da perfeição e, neste caso, do prazer!

Vamos falar mais sobre esses cuidados, mas outro ponto que deve ser observado refere-se às diferenças anatômicas entre homens e mulheres. A distância entre o orifício anal e a uretra, no homem, é muito maior do que na mulher, o que impede a contaminação do canal do pênis (uretra) por resíduos fecais. Porém, na mulher, a distância é bem pequena, o que facilita a contaminação durante a relação ou após o orgasmo, no momento da retirada do pênis. Essa contaminação pode ocorrer não só na uretra, mas em toda a vulva e a vagina. Por isso, vale conhecer as várias posições que podem ser praticadas durante o sexo anal para evitar esses contratempos.

Por essas e outras, a penetração deve ser lenta, progressiva, sem violência e com muita atenção. A qualquer sinal de dor ou desconforto, deve haver espaço para que a mulher se coloque, fale e o casal possa parar.

Cuidados essenciais

Lavagem retal

Quando a preocupação com o contato com as fezes for grande, existe a possibilidade de uma lavagem interna chamada de lavagem retal. Pode ser feita com um produto vendido em lojas eróticas, a ducha retal, ou mesmo com um chuveirinho doméstico. Basta introduzir a ducha ou o chuveirinho no ânus e injetar uma pequena quantidade de água (aproximadamente 50 ml). Depois de aguardar por alguns segundos, deve-se sentar no vaso sanitário e tentar evacuar. O processo pode ser repetido até três vezes para garantir que não haja mais fezes ou água com resíduos. Pronto! O canal retal está limpo e livre para ser penetrado. No entanto, a lavagem do ânus não deve ser feita sempre.

Ducha higiênica

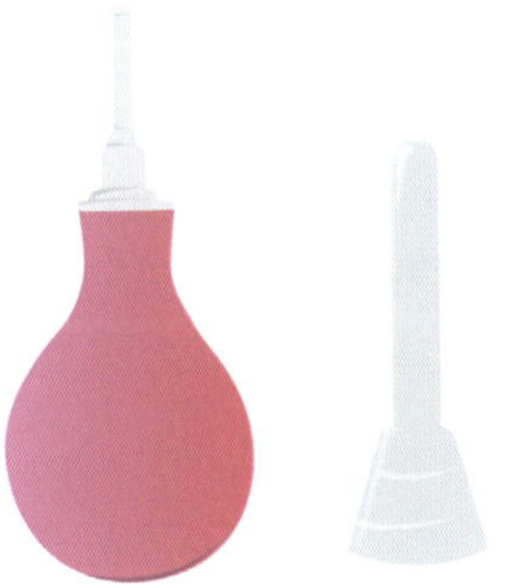

Lubrificação

Embora já tenha ressaltado a importância da lubrificação na região anal, vale repetir. Nunca me canso de salientar o quanto o uso de lubrificantes pode fazer toda a diferença nesse tipo de prática. O fato é que o canal vaginal possui glândulas que produzem naturalmente a lubrificação, enquanto o canal anal não; portanto, não produzirá lubrificação própria. Por isso, é imprescindível utilizar um lubrificante a base de água ou, em último caso, a saliva, embora a quantidade seja insuficiente. Lubrificar o pênis também é importante e ajuda, facilitando a penetração e evitando dores desnecessárias. Afinal, o objetivo é sentir prazer e não desconforto!

Outro produto bastante utilizado é o anestésico. Muitas mulheres, com medo de que a penetração anal lhes cause muita dor, lançam mão deste produto para diminuir a sensação de desconforto. No entanto, se houver desejo e excitação e os cuidados forem tomados, não há por que chegar a anestesiar a região, já que isso diminuiria consideravelmente o prazer. Outra influência negativa do anestésico é a perda do limite de penetração durante o ato, pois com o ânus anestesiado, a mulher não conseguirá sentir caso esteja se machucando e isso poderá resultar em fissuras nas paredes anais bem como na região externa do ânus. Lubrificantes como óleos, cremes ou vaselina não são indicados por conter muitos elementos químicos ou ser feitos à base de petróleo, o que pode causar microfuros no preservativo ou mesmo estourá-lo.

Posição

Ouço de muitas alunas, adeptas desta prática, que a melhor posição é a lateral, ou seja, "de conchinha". Muitos optam também pela posição "de quatro", bastante popularizada pelos filmes pornôs, mas assim a mulher fica totalmente a mercê do homem e ele pode introduzir o pênis quando e quanto quiser. Caso a mulher não esteja bem relaxada ou sinta medo, poderá sentir dor e desconforto. Minha dica é que o início da relação seja na posição lateral, pelo menos até a introdução do pênis e, depois que conseguirem fazer alguns movimentos, tentem mudar de posição para experimentar outras sensações.

Antes de penetrar...

Escolhida a posição, chega o momento da penetração, certo? Não, errado! Antes de introduzir o pênis, o casal precisa se perceber. É muito importante que a mulher esteja bastante excitada, ou melhor, desejando que a penetração aconteça. Essa excitação pode surgir com beijos, abraços, apertos e carícias, além de provocações verbais, palavras envolventes e excitantes. Uma atenção especial deve ser dada ao clitóris, caso a mulher goste de estímulos nesse local. Pode ser feito com os dedos, a língua ou mesmo com o vibrador, seja ele de estimulação clitoriana ou vaginal.

Quando perceberem que o nível de excitação está alto, é o momento da penetração. Para isso, existe uma técnica que facilita ainda mais a entrada do pênis: coloque a ponta do pênis na entrada do canal anal, faça uma contração perineal, ou seja, contraia os músculos do canal anal como se tivesse apertada para segurar gases, segure por dois segundos e relaxe. No momento do relaxamento, introduza um pouco mais o pênis no ânus. Repita essa sequência algumas vezes, até que o pênis seja introduzido totalmente.

Quando a mulher perde a virgindade, por exemplo, na maioria das vezes, não é prazeroso. O mesmo ocorre com o sexo anal. Precisa acontecer certo aprendizado para se tornar prazeroso. Deve-se imaginar que o ânus não é diferente da vagina em termos de excitação. Ou seja, é preciso que a mulher esteja relaxada e à vontade para experimentar outros prazeres. Uma dica muito importante é que a movimentação, após a penetração, seja lenta, para que a mulher sinta e perceba as novas sensações provocadas pelo contato do pênis com o ânus e o reto.

Outro detalhe importante: no momento do vai e vem, a mulher pode ter uma primeira impressão de que vai evacuar, mas com algum tempo de penetração essa sensação muda e ela sentirá prazer. Vale lembrar que o reto possui algumas pequenas curvas e ondulações que devem ser observadas durante o movimento de vai e vem. Se o homem sentir qualquer resistência durante a penetração, uma boa dica é mudar de posição para que o intercurso aconteça de forma fluida, evitando lesões locais. Por isso, é importante que o homem não se deixe empolgar com a situação e permaneça atento às reações da parceira. Ele não deve se esquecer de que se tudo correr bem, é muito provável que ela tenha vontade de repetir a experiência. Caso contrário, pode acontecer de nunca mais sequer tentar.

Caso vocês consigam a total penetração e ainda os movimentos de vai e vem, pode ser que o homem ejacule. Se isso acontecer, não há problema algum, especialmente se ele estiver usando preservativo. Mesmo que não se use camisinha, a ejaculação pode ocorrer dentro do reto sem problemas, pois será expelida na próxima evacuação. Apenas não se esqueça que o uso do preservativo é imprescindível, porque a transmissão de doenças sexualmente transmissíveis pelo canal anal é muito grande. A chance de ter pequenos cortes é ainda maior que no sexo vaginal.

Então, não vacile: camisinha antes de tudo começar. Algumas pessoas acreditam que, para se prevenir adequadamente, devem usar dois preservativos de uma só vez. Só que isso aumenta o atrito entre eles, fazendo com que haja a ruptura. Use apenas um e saiba que é suficiente! Vocês estarão protegidos.

Atenção!

Não são todas as mulheres que, na primeira tentativa, conseguirão permitir a total penetração, portanto, bom-senso é fundamental. Caso sinta dor, é importante parar na mesma hora, para que não haja lesão alguma, até porque qualquer estímulo de dor provocará uma contração da musculatura, entrando num ciclo vicioso de dor e fechamento do canal anal. Essa contração pode ser involuntária e somente haverá outro relaxamento quando a mulher estiver calma e excitada novamente.

Curiosidades

Homem também tem ponto G?

Supõe-se – porque nada foi comprovado – que o ponto G masculino localiza-se na parede anterior do reto, em frente à glândula prostática. Esta área seria uma região de extrema sensibilidade sexual quando tocada ou manipulada. A manipulação ou massagem pode ser realizada por *plugs* anais, acessórios sexuais como dildos (pênis artificiais) ou os dedos. A massagem deve ser realizada com muita lubrificação, suavemente, pelo próprio homem ou pelo parceiro ou a parceira. Para localizar esta região, basta introduzir o dedo no ânus, na parede anterior (em direção ou ao lado do pênis) na profundidade de 2 a 3 centímetros. Quando sentir uma pequena elevação, do tamanho de uma noz (a glândula prostática), estará tocando o que pode ser considerado o ponto G do homem.

Ânus e a homossexualidade masculina

Infelizmente, muitos homens e até algumas mulheres ainda acreditam que somente os homossexuais gostam de massagens na região do ânus. Isso é uma bobagem, decorrente de falta de informação e preconceito! O que define a homossexualidade é a atração sexual que um homem sente por outro homem ou uma mulher sente por outra mulher, e não o que é feito durante a relação sexual. Portanto, se uma mulher introduz os dedos no ânus de um homem, a relação continua sendo hétero, já que está sendo praticada entre pessoas de gêneros diferentes. Só passaria a ser homossexual se praticada por dois homens ou duas mulheres.

É possível a mulher ter orgasmo com sexo anal?

Uma minoria das mulheres e dos homens chega ao orgasmo somente com o sexo anal, sem a estimulação genital concomitante. As mulheres têm maior possibilidade de atingir o orgasmo quando praticam contrações musculares da vagina e da região pélvica, o que aumenta a excitação, somado o efeito da fantasia de estar sendo penetrada numa região "proibida". Entre os homens, a estimulação da próstata e região facilita o orgasmo. A excitação aumenta bastante quando os praticantes estão envolvidos em muita fantasia e imaginação. No entanto, não há como negar que a estimulação direta genital tem um papel importante para facilitar a chegada ao clímax. Existem depoimentos claros de orgasmos sem qualquer outra manipulação, tanto de homens como de mulheres que praticam o sexo anal. A experiência, a excitabilidade e a erotização individual do ser humano é que determinam as diferenças na resposta sexual.

Sexo anal provoca hemorroidas?

Uma dúvida que aparece frequentemente em minhas aulas é se sexo anal pode causar alterações como hemorroidas, incontinência fecal ou gases. A resposta é que nada disso acontece! A hemorroida é uma alteração da circulação sanguínea local e pode, sim, piorar caso seja realizado o sexo anal. Mas ele não é o causador do problema! Já a incontinência fecal ou os gases só podem ser causados pelo sexo anal caso algo de grande calibre, ou seja, muito grosso, seja introduzido no ânus, gerando trauma nos esfíncteres e na musculatura perineal.

Mulheres que se sentem constrangidas

Depois da relação anal, muitas mulheres se sentem constrangidas e angustiadas, como se tivessem feito algo errado por acreditarem que o sexo anal é algo praticado somente por mulheres vulgares. Isso é um mito, um resquício da cultura machista na qual vivemos por muitos anos. Mas não passa de preconceito sem sentido. O sexo anal é somente uma variável, tais como sexo vaginal ou oral. Se você é uma mulher que se interessa, tem vontade ou curiosidade de fazer sexo anal, não se envergonhe disso. Apenas não se esqueça de que só deve ser feito com vontade e jamais só pela insistência do parceiro.

Cuidado com objetos estranhos

Alguns homens e mulheres introduzem objetos estranhos no canal anal, como garrafas, latas, legumes etc. Isso pode ser muito perigoso, pois se ocorrer sucção ou vácuo, o objeto poderá subir em direção ao intestino ou ficar preso na entrada do ânus. Para se masturbar, existem objetos específicos e adequados, vendidos em butiques eróticas. Além de proporcionar prazer, não colocam em risco a saúde das pessoas.

Dicas imprescindíveis

• Jamais, em hipótese alguma, o pênis deve ser retirado do ânus e, em seguida, ser introduzido na vagina. Isso certamente causaria infecções no canal vaginal, já que os resíduos de fezes que se encontram no reto não podem entrar em contato com a vagina. Já o contrário é permitido. Ou seja, não existe problema nenhum em retirar o pênis da vagina e introduzir no ânus. Mesmo usando preservativo durante o sexo anal, é necessário trocá-lo antes de penetrar o pênis na vagina.

• Por fim, abuse do lubrificante sempre. Se necessário, acrescente uma dose extra durante a relação para não machucar a região ou tornar a relação desconfortável.

Caso real

Sexo anal

Quando se trata de sexo anal, já escutei tudo o que você possa imaginar. Já ouvi alunas dizerem que preferem largar o marido a enfrentar o sexo anal e também já ouvi mulheres dizerem que largariam o marido caso eles não fizessem.

Mulheres que tinham curiosidade sobre o sexo anal, mas não tinham coragem, depois de minha aula experimentaram, pois viram mulheres dando depoimento sobre o quanto gostavam dessa variação.

Esclarecendo: O sexo anal é questionado por quase todas as mulheres que conheço. Percebo que, quanto mais natural for a abordagem do assunto, mais as chances de sucesso e prazer na hora da prática. Não se esqueça de observar algumas regrinhas básicas, explicadas anteriormente neste capítulo.

Capítulo 8

EXERCÍCIOS PERINEAIS E POMPOARISMO

Nada melhor do que perguntar para quem já fez...

"Fui fazer o curso de pompoarismo com a Débora por pura farra. Uma amiga querida tem um sex shop *e eu achei divertidíssima a ideia de aprender um pouco sobre essa arte com pessoas conhecidas. Sempre tive uma vida sexual satisfatória, divertida, sem grilos ou pirações e por isso (juro!) não achei que o curso fosse mudar tanto as coisas... Ledo engano!*

Venho de uma família em que as mulheres são maioria, e uma das grandes preocupações da minha mãe era que não tivesse neuras em relação ao corpo e à sexualidade. O começo do curso, por isso, foi só um remember *das aulas de ciências da época da escola e dos livros que minha mãe me deu para ler durante a adolescência, mas percebi que na sala tinha gente que não fazia a menor ideia do que a Débora estava falando. 'O clitóris é tudo isso?', 'Ejaculação feminina?', 'Clitoriano? Vaginal?'... Não que eu não tivesse dúvidas, não é isso, mas me chamou a atenção o fato de a mulherada se conhecer tão pouco.*

Bom, anotei cada frase que a Débora disse para ter certeza de que não tinha me esquecido de nada e, ainda por cima, enchi a pobre professora de perguntas! Coitada... Comprei o tal kit com o vibrador e as bolinhas tailandesas e comecei a 'estudar' na mesma noite (25 de novembro de 2010, não esqueço!). Como qualquer coisa nova, os primeiros dias não foram simples e é preciso prestar atenção na musculatura, na respiração, nas sensações. Juro, eu ria sozinha, no quarto, várias vezes.

Nessa época, eu estava no comecinho de um namoro depois de quase dois anos sem me relacionar com ninguém, então estava querendo dar uma cara nova à minha vida sexual. Contei ao M. que tinha feito o curso e ele logo se ofereceu para me ajudar com os exercícios. Uns quatro dias depois do curso, dormi na casa dele e já coloquei em prática algumas das coisas que tinha aprendido com a Débora. Juro que nunca mais vou esquecer a cara dele! "Amor, o que foi que você fez???", perguntou com a cara mais feliz do mundo!

Continuei com o treinamento. Confesso que não fui a pessoa mais disciplinada do mundo e, quando não queria treinar, deixava de lado mesmo! Mas mantive uma regularidade de, pelo menos, quatro vezes por semana. Meu namorado me ajudava a perceber se as contrações estavam ficando mais intensas. Conforme minha musculatura vaginal foi se fortalecendo, comecei a notar que a relação também estava mudando: passei a ficar muito mais lubrificada, a ponto de molhar o lençol.

O atrito entre o pênis e as paredes do canal vaginal ficou mais forte, me senti mais dona da situação (adoro ver a cara dele tentando adivinhar o que vou aprontar!) e passei a ter mais orgasmos e mais intensos. Tudo isso se refletiu na qualidade do meu relacionamento: ficamos mais íntimos, mais parceiros, nos tornamos amantes melhores!

Para conseguir esses resultados, não precisei virar uma pompoarista de filme pornô, nada disso! Sou uma mulher normal, assim como você, que trabalha fora, namora, tem família, vai ao supermercado, ao banco, ao cabeleireiro, à academia. Ou seja, é simples! Em uns dois ou três meses, consegui resultados fabulosos, não é exagero!

Até hoje, quando M. passa em frente à loja da minha amiga onde fiz o curso, ele acena e manda um beijo, agradecendo à Débora como se ela ainda estivesse lá."

T.B.L, 31 anos.

Como tudo começou...

Quando comecei meu trabalho na uroginecologia, recebia em meu consultório, em Ribeirão Preto, interior de São Paulo, mulheres com incontinência urinária e, em geral, com idade entre 50 e 90 anos. Até aquele momento, a uroginecologia era divulgada principalmente como tratamento de incontinência urinária. Ou seja, seus outros benefícios dificilmente eram citados.

Foi então que surgiu a vontade de realizar um trabalho de prevenção, voltado também a mulheres mais novas para que elas também pudessem ter acesso aos tão importantes benefícios da uroginecologia, como cuidar dos músculos perineais, em vez de somente procurar tratamento quando a alteração ou um problema já tivesse acontecido.

Infelizmente, a cultura brasileira favorece muito mais o tratamento das doenças do que a prevenção delas. Por isso, fiquei pensando por onde começar. Na época eu fazia pós-graduação e, por acaso, li algo sobre pompoarismo na internet. Fiquei um pouco confusa, pois algumas informações não batiam com o que eu tinha estudado até o momento. Depois de pesquisar mais, percebi que existia entre meus professores certo preconceito sobre o assunto. Alguns até disseram que eu não deveria usar a palavra "pompoarismo", já que era uma fisioterapeuta.

Ao ouvir tudo aquilo, fiquei ainda mais confusa e, ao mesmo tempo, curiosa para saber o que de tão diferente existia no tal pompoarismo. Afinal, a técnica trabalhava os mesmos músculos que eu tratava no consultório. Foi assim que mergulhei profundamente nesse universo e encontrei ali a possibilidade de promover a prevenção de várias alterações e até doenças nas mulheres mais jovens.

Usei como abordagem a máxima "unir o útil ao agradável". Em vez de dizer às mulheres que deveriam exercitar os músculos para não sofrer de incontinência ou queda dos órgãos depois de certa idade, passei a dizer a elas que o exercício melhoraria bastante a vida sexual delas e do parceiro, sentindo e proporcionando muito mais prazer. Aproveitei os mesmos exercícios do tradicional pompoarismo, mas com objetivos complementares. Foi assim que comecei a dar aulas sobre essa técnica, sem deixar de ser fisioterapeuta em uroginecologia.

Acabei me tornando uma das pioneiras quando o assunto é fisioterapia ligada a sexualidade e principalmente pompoarismo. Minha abordagem é bastante diferente das que existiam até aquele momento. Ainda hoje, quando se fala em pompoarismo, a primeira referência que a maioria das pessoas tem é a de exibição. Ou seja, mulheres se apresentando e mostrando que é possível controlar os músculos vaginais a ponto de cortar uma banana, prender ou "cuspir" bolinhas de pingue-pongue a uma distância considerável, fumar pela vagina, entre outras peripécias realmente admiráveis. Esse tipo de pompoarismo é considerado uma espécie de arte, cujas praticantes cobram pela exibição. Ou seja, é um meio de ganhar dinheiro, uma profissão.

Ora, o pompoarismo serve para isso, mas também para muito mais! E é desse muito mais que quero falar. O pompoarismo, na realidade, trata das manobras de contração e relaxamento executadas pelos músculos perineais durante a relação sexual. Mas para que essas contrações e relaxamentos aconteçam, é necessário exercitar a musculatura. Portanto, existe um treino antes de tudo. Na área da saúde, existem os exercícios de Kegel, assim chamados em homenagem ao médico Arnold Kegel, o primeiro entre os médicos a registrar, nas décadas de 1940 e 1950, os músculos perineais e exercícios voltados ao tratamento principalmente da incontinência urinária. Os exercícios de Kegel não são muito diferentes do treinamento do pompoarismo, talvez por isso ele tenha relatado uma melhora significativa na vida sexual de suas pacientes.

Portanto, além de "exercícios de Kegel", há quem chame o pompoarismo que vamos aprender aqui também de cinesioterapia perineal, isto é, exercícios do assoalho pélvico. Atualmente, no entanto, existem diversos profissionais da área médica que falam simplesmente em pompoarismo ao tratar da musculatura do assoalho pélvico, deixando em algumas situações os termos técnicos de lado.

Enfim, praticar o pompoarismo significa lançar mão de uma técnica espetacular para fortalecer os músculos perineais e evitar problemas como perda de urina, por exemplo. Mas antes de falar sobre os benefícios e como consegui-los, vamos conhecer a história.

O pompoar surgiu no Oriente, precisamente na Índia. É uma técnica que existe há milhares de anos e é já praticada em vários países. A prática é ensinada, na cultura oriental, de geração para geração; as mães ensinam as filhas desde pequenas.

A ideia é usar o corpo para aprimorar o prazer sexual, mas cada vez mais sabe-se que seus benefícios alcançam também a saúde do organismo, evitando alterações causadas pela idade, pelo parto, por obesidade, entre outros.

O que é

De modo bastante resumido, pompoarismo pode ser definido como uma série de exercícios de musculação específicos para os músculos ao redor da vagina e do ânus. A ideia é que, com o fortalecimento da musculatura, a mulher possa proporcionar mais prazer ao parceiro e principalmente aumentar o próprio prazer durante a relação sexual.

O pompoarismo é muito simples e pode ser praticado por qualquer mulher de qualquer idade.

Todo músculo do corpo possui a função de contração e relaxamento, ou seja, faz pulsar todo o organismo com o objetivo de fazê-lo funcionar integralmente. Ao redor dos músculos, existem outras estruturas, como os ligamentos, que também precisam se movimentar. Lembre-se: tudo o que não é movimentado enferruja. No caso dos músculos perineais, o enfraquecimento pode levar à diminuição do prazer sexual, por exemplo. A falta de relaxamento também é prejudicial e pode provocar dor na relação. Portanto, você precisa saber que seus músculos têm de ser movimentados, contraídos ou relaxados quando for necessário.

O que causa a fraqueza muscular

O pompoarismo serve para evitar a fraqueza muscular, que pode causar perda de prazer sexual, entre outros problemas. Saiba então o que pode propiciar o enfraquecimento da musculatura vaginal:

- **Aumento de peso** - Quando ocorre sobrepeso, principalmente na região do abdômen, há um aumento da pressão na região durante esforços como tossir, espirrar, pegar peso e agachar. Esses movimentos fazem com que os músculos perineais sejam empurrados para baixo, prejudicando-os. Um teste para saber em que condição estão os seus músculos consiste em tossir e sentir a musculatura perineal. Se possível, tente olhar no espelho para perceber a movimentação causada durante o teste. Agora tente imaginar em uma mulher com sobrepeso a grande movimentação que pode acontecer. É fácil perceber que a musculatura precisa estar muito forte para suportar o excesso de peso.

- **Muitos partos** (multiparidade) - Muitas mulheres acreditam que o tipo de parto é o que compromete a musculatura, mas desde a gestação o peso do bebê, da placenta, do líquido, enfim, de todos os adicionais da gestação são sustentados pelos músculos durante quarenta semanas, em média. Por isso, dizemos que os músculos perineais podem sofrer alterações na gestação.

- **Parto vaginal** (caso a mulher não se cuide) - O ato de expulsão, durante o parto vaginal, pode ser prejudicial para algumas mulheres, considerando o tamanho do bebê, o grau de dilatação da pelve e a ocorrência de episiotomia. Assim, as mulheres podem e devem cuidar dos músculos antes e durante a gestação para que nenhum prejuízo aconteça no pós-parto.

• **Tempo prolongado de trabalho de parto** - Existe muita divergência quando se trata de parto vaginal. Alguns médicos consideram o tempo médio de quatro a cinco horas razoável para que haja evolução do parto vaginal. Após esse tempo, costuma-se optar pela cesárea. Já outros médicos consideram normal que as pacientes fiquem em trabalho de parto por até doze horas, ou seja, até que o parto vaginal aconteça naturalmente. Sempre digo às minhas pacientes que se preparem para os dois. Se o corpo estiver preparado, elas podem optar pelo parto vaginal; se não, recorrem à cesárea.

• **Episiotomia** - No Brasil, a episiotomia (pequeno corte feito na vagina na hora do parto normal) é bastante utilizada pelos médicos, pois ajuda na expulsão do bebê. Logo depois do parto, é feita a sutura do corte, que cicatriza em alguns dias. Indico às minhas pacientes uma massagem cicatricial no local, para que mantenham a flexibilidade do canal vaginal após o parto, no momento da penetração do pênis.

• **Raça** - A musculatura das mulheres negras é muito mais forte que a das de raça branca ou amarela; portanto, é mais comum alterações em mulheres brancas que em negras.

• **Intestino preso** - Quando a mulher tem o intestino irregular, precisa fazer força de expulsão a cada evacuação. Isso pode enfraquecer a musculatura da região se não for exercitada regularmente.

• **Menopausa** - Com o passar do tempo, ocorre a queda da taxa de alguns hormônios responsáveis pela manutenção muscular. Com isso, os músculos ficam mais fracos e surgem problemas como incontinência urinária. Muitos pensam que a perda de pequenas gotas de urina durante a tosse ou espirro é comum depois de certa idade, mas garanto que isso não é verdade. Quem cuida da musculatura de forma apropriada provavelmente não terá alterações, mesmo depois da menopausa.

• **Exercício físico realizado de forma incorreta** - Especialmente os exercícios abdominais feitos sem contração perineal provocam a queda dos órgãos, forçando o assoalho pélvico. Para toda atividade física em que se usa a musculatura abdominal, é aconselhável que também realizar a contração perineal durante a movimentação. Não adianta fortalecer os músculos abdominais se os perineais continuarem fracos. Muitas atletas apresentam perda de urina porque não foram ensinadas a exercitar o assoalho pélvico juntamente com os abdominais.

Benefícios da prática do pompoarismo

- **Fortalecer a musculatura perineal** - Com os músculos se movimentando no ritmo certo, chega mais sangue ao assoalho pélvico, o que propicia um melhor funcionamento de toda a musculatura dentro da pelve.

- **Melhorar a lubrificação vaginal** - Ao redor das glândulas de Bartolin, que produzem a lubrificação vaginal, existem músculos que, se devidamente mobilizados, contribuem para um estímulo mais eficaz das glândulas, provocando uma lubrificação mais intensa. Indico às mulheres com dificuldade de lubrificação realizar algumas contrações antes da entrada do pênis, para que o canal vaginal fique mais lubrificado.

- **Aumentar a propriocepção (sensibilidade) ao pênis** - Quanto mais estimulamos um local, mais sensível ele se torna. Quando são utilizados acessórios para fazer os exercícios ou quando são realizadas contrações durante a relação sexual, tudo isso faz com que a mulher sinta novas e diferentes sensações, o que é muito bom para ela e também para o parceiro. O canal vaginal se torna mais sensível no momento da penetração.

- **Atingir o ponto G por pressão** - O ponto G é um local dentro do canal vaginal que possui um pouco mais de sensibilidade que o seu entorno. Quando a mulher passa a fazer contração durante o intercurso, provoca um aumento do atrito neste local e, consequentemente, um aumento do prazer provocado pela estimulação. Quer atingir o ponto G? Então faça contração!

- **Previnir alterações como prolapso (queda de bexiga, útero e reto), incontinência urinária (perda de urina) e vaginismo (impedimento ou dor durante a relação sexual)** - Os músculos do assoalho pélvico ajudam na sustentação dos órgãos pélvicos e a fraqueza dessa musculatura leva à mudança da posição desses órgãos. Para que continuem no lugar certo, é necessário que seus músculos sejam fortes e sadios.

• **Diminuir os flatos vaginais** - Flatos vaginais são os ruídos que acontecem durante o ato sexual, aquele som provocado pela entrada e saída de ar no canal vaginal. É muito comum ocorrer em posições como "de quatro", na saída do pênis. A maioria das mulheres se sente constrangida e incomodada por não saber como se comportar diante da situação. Os barulhos podem ser causados pelo ar que entra no canal vaginal no momento em que acontece o escape do pênis. Se entra ar, ele terá de sair e é quando o barulho estranho acontece. Os flatos são normais desde que não se tornem um transtorno para a mulher. Quando isso acontece, o melhor é procurar ajuda de um profissional para orientação.

Com os exercícios perineais, é possível atingir uma hipertrofia da musculatura, provocando a diminuição do diâmetro do canal vaginal, tornando-o mais apertado e, consequentemente, diminuindo a quantidade de ar que entra na vagina. Outro cuidado: quando a mulher vai mudar de posição durante o ato sexual, já sabe que a entrada de ar pode acontecer. Para evitar, pode contrair a musculatura nesse momento ou mesmo antes da saída do pênis para a mudança de posição.

Músculos envolvidos no pompoarismo

Função dos músculos do assoalho pélvico

O assoalho pélvico é um grupo de músculos de controle voluntário que se localiza na porção inferior da bacia, especificamente entre as coxas. Essa rede muscular começa no osso púbico (localizado na região baixa do abdômen), passa pelas paredes laterais dos ossos da bacia e se dirige para o cóccix (osso localizado no início da fenda que separa as nádegas).

Sua função é a de sustentar os órgãos internos e desse modo proporcionar o correto funcionamento da uretra e do reto. Age como válvulas de fechamento, conhecidas como esfíncteres, e circunda também a vagina. Quando esses músculos ficam frouxos (mal treinados ou pouco fortalecidos) ou são lesados, podem ocorrer problemas relacionados à função da bexiga ou do reto, causando vazamentos involuntários.

Como esses músculos também estão envolvidos durante o processo de excitação vaginal (e também do pênis), quando eles ficam frouxos, também podem modificar a sensação durante a relação sexual, tanto na mulher como no homem.

Além disso, os músculos da região pélvica também participam do controle da postura (juntamente com os abdominais e os músculos da parte inferior das costas), estabilizando a bacia. Pessoas com fraqueza nesses músculos podem apresentar dor lombar crônica.

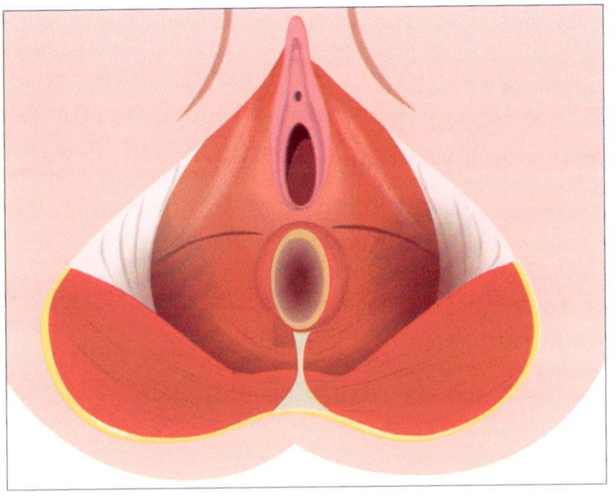

Quais músculos devem ser trabalhados?

Muitas pessoas não sabem onde ficam os músculos e, portanto, não sabem contraí-los de forma correta. Por isso, fiz questão de colocar a ilustração mostrando sua localização. Quando começar a praticar o pompoarismo, que é justamente o treino desses músculos, você vai saber então exatamente o que precisa contrair. Mas vale ressaltar que, em geral, as mulheres contraem outros músculos também, tais como os glúteos, os músculos da coxa ou os músculos abdominais. Mas não é preciso contrair esses outros grupos musculares, basta se concentrar na vagina e no ânus.

Como praticar

A prática do pompoarismo consiste, basicamente, em fazer contrações musculares na região perineal (ânus e vagina, que fazem parte de um mesmo grupo muscular) por meio de sequências e técnicas próprias que vou ensinar agora.

O primeiro passo é reconhecer a musculatura a ser exercitada. Sente-se de frente para um espelho, sem calcinha, e tente contraira musculatura como se você estivesse muito apertada para urinar e não pudesse. Tente travar os músculos ao redor da vagina e do ânus. Diante do espelho, você perceberá que parece que os músculos estão sendo puxados para dentro do canal. Se não conseguir visualizar, introduza o dedo no canal vaginal e tente apertá-lo. Até dois dedos podem ser introduzidos neste momento. Pode ser uma forma de avaliar a própria musculatura antes de começar os exercícios. Depois de um mês de prática, faça essa avaliação novamente para perceber a diferença.

Outra forma de avaliar é no momento de urinar, ou seja, você pode cortar o jato de urina e assim saber quais músculos são os perineais. Mas lembre-se de que este exercício é somente uma avaliação da musculatura. Não se deve ficar cortando o jato de urina todas as vezes em que for ao banheiro. Antigamente, o movimento era considerado um dos exercícios, mas hoje sabemos que ele interrompe o fluxo correto do ato de urinar. Além disso, o mesmo resultado pode ser obtido sem que a mulher precise impedir a micção.

Os músculos internos da coxa, dos glúteos e os abdominais não fazem parte do assoalho pélvico, mas com as contrações você pode perceber um pequeno movimento da parte baixa do abdômen. Isso é considerado normal, assim como um pequeno movimento de glúteos, principalmente quando está sentada. Outra maneira de saber se você encontrou a musculatura correta é achar a crista ilíaca (os dois ossos grandes perto da cintura como mostra a figura a seguir).

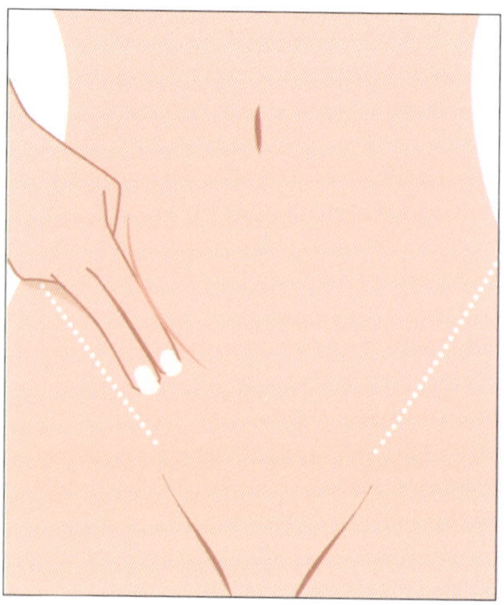

Coloque os dois dedos médios como na figura e pressione um pouco. Faça uma contração perineal ao mesmo tempo e assim você identificará um músculo se movimentando abaixo dos seus dedos. Trata-se do músculo transverso abdominal que foi ativado, o que significa que muito provavelmente você está fazendo a contração correta.

Caso você não consiga identificar os músculos ou não perceba nenhuma reação no local, um médico ou um fisioterapeuta podem ser consultados para ajudar. Se você identificou qual a musculatura correta a ser trabalhada, podemos iniciar os exercícios.

Antes de aprender a praticar as manobras do pompoarismo, você precisa fortalecer a musculatura pélvica. Para isso, alguns exercícios são fundamentais. Veja a sequência e comece agora mesmo, afinal contração da vagina é algo que pode ser feito em qualquer lugar, a qualquer momento, já que é imperceptível.

Aproveite seu tempo no trânsito, em reuniões, enquanto cozinha, enfim, sempre que puder, e fortaleça sua vagina. O maridão, sua saúde e o seu prazer agradecem!

Acessórios para a prática dos exercícios

As indianas e tailandesas já chegaram a praticar as contrações com as contas de colares, pois não existia material específico para isso. Hoje em dia, existe um kit completo que pode ser utilizado para o treinamento.

Bolinhas de pompoarismo ou Ben-wa

Facilmente encontradas em *sex shops*, butiques eróticas, pela internet e até em clínicas e lojas de produtos fisioterapêuticos. São duas bolinhas que pesam em torno de quarenta gramas ligadas por um cordão de silicone. Contêm chumbo, o que as torna pesadas. Não são indicadas para gestantes, pois não existem estudos suficientes que mostrem se o uso seria prejudicial ou não, de modo que prefiro pedir às minhas alunas gestantes que façam exercícios perineais que não apresentem contraindicações.

Para a introdução das bolinhas, é necessário o uso de um lubrificante, o que torna o passo a passo mais confortável e a entrada do acessório no canal vaginal mais fácil. O ideal, porém, é usar apenas uma pequena quantidade na entrada do canal vaginal e outra pequena quantidade nas bolinhas, porque as glândulas que provocam a lubrificação serão estimuladas e elas podem ficar lubrificadas demais. Com isso, a tendência será caírem ou se movimentarem durante a execução dos exercícios, saindo com facilidade do canal não por fraqueza muscular, mas por excesso de lubrificação.

As duas bolinhas serão introduzidas, uma após a outra, e empurradas como um absorvente feminino. O cordão de silicone ficará para o lado de fora, para auxiliar a retirada das bolinhas. Algumas de minhas alunas já me perguntaram o que devem fazer caso o cordão de silicone se rompa. Sempre explico que elas não precisam se desesperar. Inicialmente, não é necessário procurar um médico, pois como já expliquei antes, ao fundo do canal vaginal encontra-se o útero e ele fica fechado, abrindo-se somente no momento do parto para a saída do bebê.

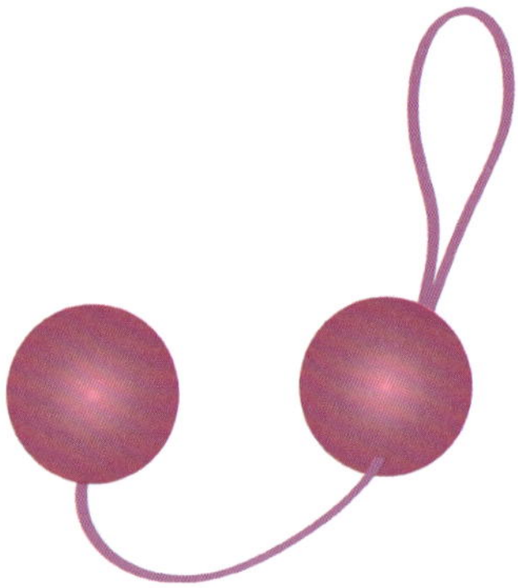

Mesmo que o cordão de silicone se rompa, as bolinhas não têm para onde ir, continuarão no canal vaginal. Você pode se agachar e fazer força de expulsão, o que provavelmente será suficiente para que as bolinhas caiam. Caso isso não ocorra, introduza o dedo no canal, em formato de gancho, e retire as bolinhas, sem dificuldade. Mas, fiquem tranquilas, porque não é comum o cordão arrebentar.

Higiene das bolinhas de pompoarismo

Antes de introduzir as bolinhas no canal vaginal, é necessário lavá-las com sabonete, líquido ou em barra, e água. Não precisa esfregar com esponja, nem colocar para ferver, nem mesmo passar álcool, até porque o álcool faz com que o silicone fique ressecado, endurecido e fácil de se romper. Depois de usá-las, lave novamente com água e sabão e enxugue com cuidado, guardando-as em seguida, num local limpo, seco e seguro.

Importante

Estas bolinhas são próprias para serem usadas no canal vaginal. Portanto, não tente introduzi-las no canal anal, pois pode ocorrer a sucção e as bolinhas subirem em direção ao intestino. Caso isso aconteça, será necessário procurar um médico.

Vibrador em formato de haste

Esse vibrador facilita muito na aprendizagem das manobras de pompoarismo e serve também para que você aprenda como fazer, durante a relação sexual, no pênis do parceiro. Ao comprar o seu vibrador, certifique-se de que o material é a prova d'água, porque embora você não precise mergulhá-lo na água facilita a limpeza do acessório sem estragá-lo.

Aproveito, então, para explicar como você deve limpar seu vibrador. Lave-o com uma pequena quantidade de água e sabão. Enxágue bem e só. Está limpo e pronto para ser usado. No momento de introduzi-lo, se sentir algum desconforto, passe uma pequena quantidade de lubrificante na entrada do canal vaginal e também na ponta e haste do vibrador. Em seguida, você poderá executar as oito manobras, treinando várias vezes cada uma. Ao final, não se esqueça de lavar o seu brinquedo com água e sabão, enxugá-lo e guardá-lo em um local limpo, seco e seguro.

Colar tailandês

O colar tailandês é um pouco diferente do ben-wa, já que possui cinco bolinhas em vez de duas, que podem ser diferentes entre si. Outra característica é que as bolinhas não são identificadas por peso, mas por tamanho – P, M e G –, e podem ser de plástico ou de silicone. Na verdade, essas bolinhas não foram criadas para os exercícios perineais, e sim para serem introduzidas no canal anal, enquanto, paralelamente, poderia haver a penetração do pênis no canal vaginal. A ideia era propiciar novas sensações para homens e mulheres. Havia também quem fizesse o contrário, ou seja, introduzia o colar no canal vaginal e o pênis no ânus. Até por isso, no colar tailandês existe uma argola no final do cordão que se prende no dedo para evitar a sucção pelo canal anal de que falei anteriormente.

O colar tailandês preenche o canal vaginal mais do que as bolinhas de pompoarismo, mas não contêm peso algum. A função dele no treinamento é de aumentar a percepção do canal vaginal e também pode ser utilizado em mulheres com grande fraqueza muscular que não conseguem segurar o peso das bolinhas de ben-wa.

De todo modo, que fique bem claro: o fortalecimento dos músculos do assoalho pélvico pode ser feito com ou sem as bolinhas, com um vibrador e também, é claro, com o pênis do seu parceiro. Sendo assim, não há desculpas para adiar. Você pode começar agora!

Importante

Já que estamos falando de penetração anal e vaginal, vale reforçar que você NUNCA deve usar um acessório no canal anal e depois introduzi-lo no canal vaginal. Mesmo que seja bem lavado, sempre sobram resíduos que, em contato com a vagina, podem causar vários tipos de infecção.

Cones vaginais

São acessórios que também podem ser usados nos exercícios perineais. Geralmente são vendidos individualmente ou em kits com cinco cones. Sempre indico o kit, pois contém cones de pesos diferentes, que variam entre 20 e 70 gramas.

Existem duas maneiras de usar os cones vaginais. Você pode começar com o mais leve e, aos poucos, aumentar a carga, escolhendo os cones mais pesados. Embora eles pareçam muito leves, é bom lembrar que, quando se trata da musculatura perineal, alguns podem ser realmente pesados.

Outro detalhe importante a ser considerado é que os cones devem ser usados somente um por vez. Por isso, é necessário testar qual o cone perfeito para a condição atual da musculatura.

Uma boa maneira de descobrir isso é introduzir o cone mais pesado no canal vaginal e ficar em pé. Se o cone cair ou se deslocar para a saída do canal vaginal, quer dizer que ele está muito pesado e você deve testar com o cone imediatamente mais leve e assim por diante, até conseguir segurar um deles.

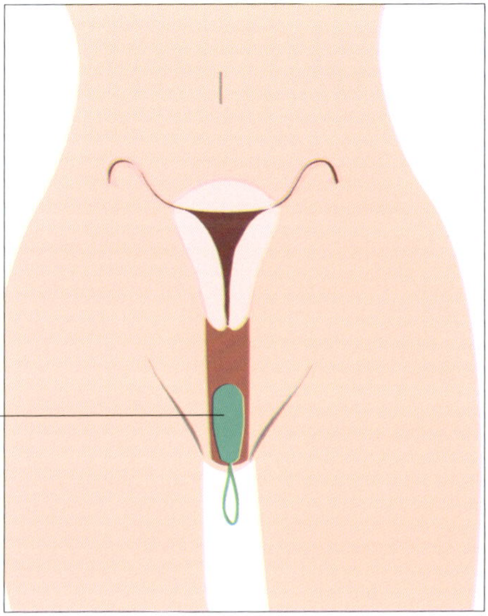

O peso ideal será aquele que ficar dentro do canal vaginal quando você estiver em pé e continuar dentro do canal ao se movimentar. Passadas uma ou duas semanas, se os exercícios forem realizados com frequência e a musculatura se fortalecer, provavelmente você já poderá escolher um cone com peso maior.

Não se preocupe se o cone é pesado ou não para sua musculatura neste momento. Lembre-se de que seu treinamento está começando. Outra dica é que você deve caminhar naturalmente quando introduzir o cone no canal vaginal durante o teste, sem força.

Caso você pare de fazer os exercícios por algum período, será necessário testar novamente qual o melhor cone a ser usado, quando retomar. Os exercícios feitos com os cones vaginais são os mesmos das bolinhas de pompoarismo, e a maneira de higienizá-los também.

Como posso saber se meus músculos perineais estão fortes ou fracos?

Para saber como anda a força de seus músculos perineais, o primeiro teste pode ser aquele de interromper o jato de urina, como expliquei anteriormente. Um segundo teste consiste em introduzir no canal vaginal as bolinhas de ben-wa e ficar em pé, já que elas pesam em torno de 40 gramas. Se sua musculatura estiver razoavelmente forte, você será capaz de segurar este peso. Caso contrário, as bolinhas cairão e será hora de investir ainda mais no treinamento ou até numa fisioterapia uroginecológica.

Outros testes com aparelhos específicos podem ser realizados em consultório por um fisioterapeuta. Não fique na dúvida! Se desconfiar de que existe algo errado com seu corpo, procure um profissional.

Iniciando os exercícios

Comece como for mais fácil, prático e confortável para você. Algumas mulheres consideram a contração sem nenhum acessório a mais fácil de ser realizada. Outras preferem introduzir as bolinhas para perceber a sensação de preenchimento do canal, sentindo mais facilidade ao executar os movimentos. Sem nada é mais fácil porque pode ser feito a todo o momento. Se for praticar com as bolinhas, tente colocar uma e fique de pé, movimente-se, faça contrações e, se a bolinha não cair, saiba que seus músculos estão fortalecidos o suficiente para sustentar esse peso, então você poderá iniciar os exercícios em pé mesmo. Se cair, significa que sua musculatura precisa estar mais forte para segurá-las e então comece a prática deitada ou sentada, até que as bolinhas não caiam mais quando ficar de pé.

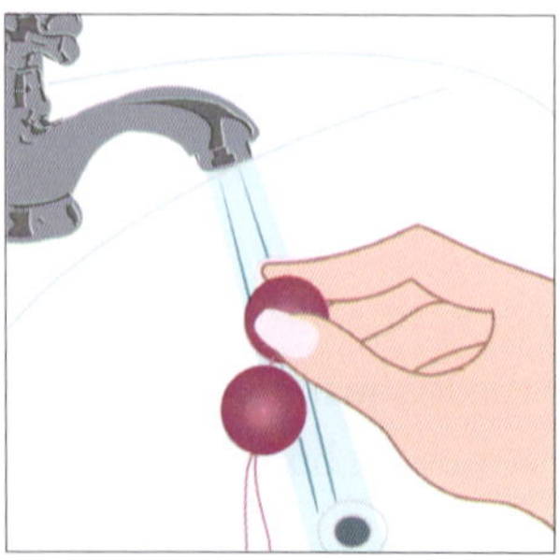

Lave as bolinhas com água e sabão e passe uma pequena quantidade de lubrificante na primeira bolinha. Introduza no canal vaginal.

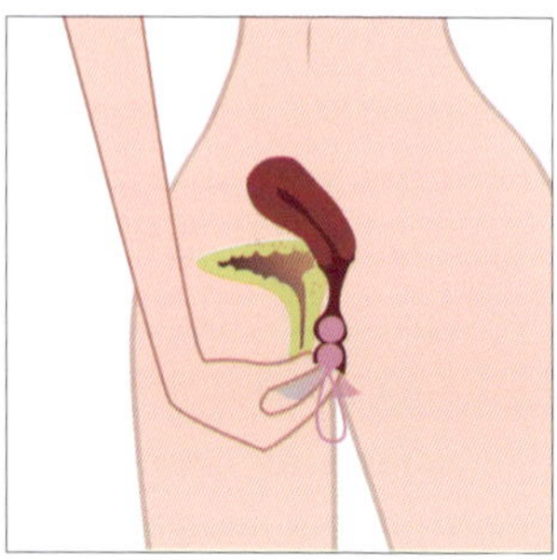

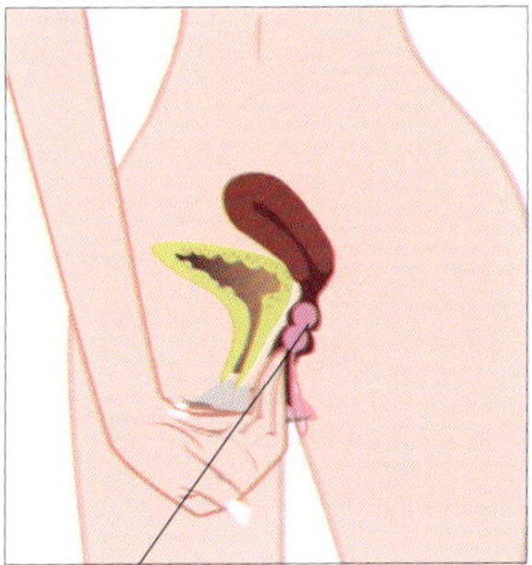

Empurre a segunda bolinha até o final do canal vaginal

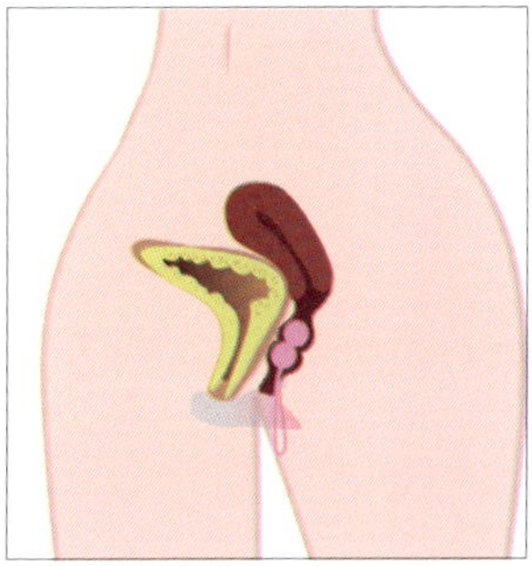

Inicie os exercícios de contração perineal

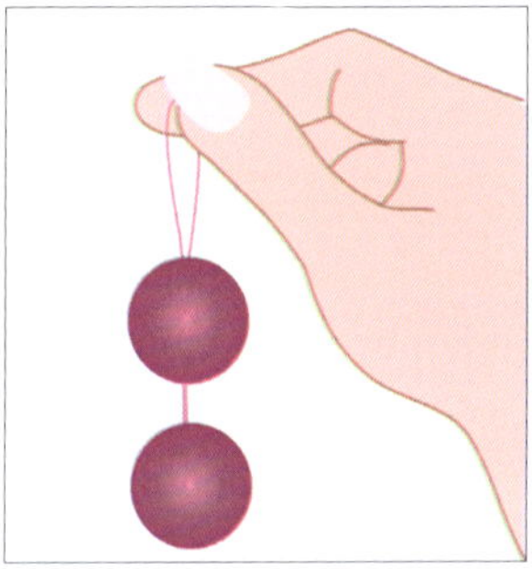

Após realizar todos os exercícios, retire as bolinhas, lave-as novamente e guarde em local seco

Exercícios de fortalecimento

Esses exercícios podem ser feitos todos os dias. Como não é sempre que a maioria das mulheres tem tempo disponível, o ideal é realizá-los pelo menos três vezes por semana, no tempo e na quantidade de repetições indicadas em cada exercício.

Vou ensinar sempre considerando algum acessório, sejam as bolinhas, o vibrador ou o pênis. De todo modo, você já sabe: sozinha e sem nenhum acessório, é possível praticar esses mesmos exercícios de contração vaginal sempre que quiser.

Antes de começar, é importante perceber que, dentro do canal vaginal, logo no início, existe um músculo chamado "levantador do ânus" ou "elevador do ânus". Coloque o dedo no canal vaginal para senti-lo. Logo depois da entrada, tem um tipo de "lombadinha". As bolinhas deverão ser colocadas após essa lombadinha, que é o músculo que segurará as bolinhas. Se você colocar antes, não conseguirá segurá-las e pode ter a impressão de que não está conseguindo.

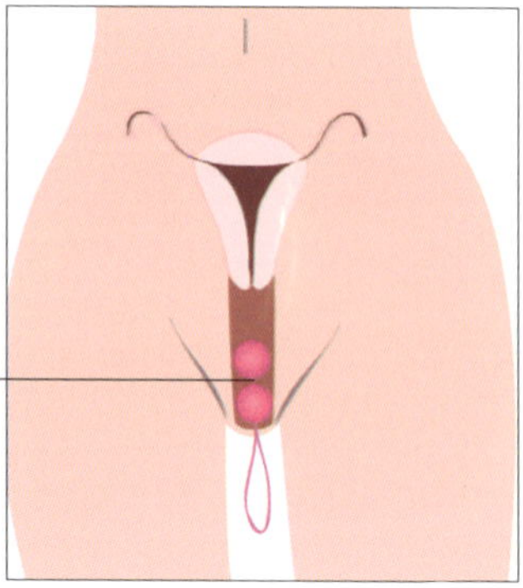

1) Passeio com as bolinhas

Lave com água e sabão as bolinhas de pompoarismo. Passe uma pequena quantidade de lubrificante na primeira bolinha e na segunda. Introduza as duas bolinhas e caminhe por dez a cinquenta minutos, sem calcinha. Não se preocupe em fazer contrações durante esse exercício. O próprio organismo, ao perceber a presença das bolinhas por meio da movimentação dos pesos, vai causar certa vibração, o que provocará contrações reflexas, ou seja, involuntárias e, por fim, movimentos de contração. É o mais fácil e tem lá sua importância, mas caso você tenha pouco tempo para exercitar, dê preferência aos exercícios de contração voluntária, que vou ensinar a seguir.

2) Um segundo

Introduza as bolinhas no canal vaginal, lembrando de colocá-las mais profundamente, ou seja, depois da lombadinha. Em seguida, contraia os músculos durante um segundo e relaxe também por um segundo. Contraia a musculatura pélvica e relaxe. Faça de vinte a trinta repetições com as bolinhas. Este exercício é bem interessante de se fazer com o pênis do parceiro. Além de ser muito prazeroso para ele e também para você, é divertido e motivador. Caso durante os exercícios você sinta alguma dificuldade ou perceba que está ficando cansada, pode fazer séries de dez repetições: faz dez, descansa, depois faz mais dez e assim por diante.

3) Três segundos

Contraia a musculatura vaginal, conte até três e depois relaxe por mais três segundos. Faça vinte a trinta repetições. Você também poderá fazer em etapas este exercício. Depois de algumas semanas, caso tenha praticado bastante e perceba que ganhou força muscular, poderá aumentar o tempo das contrações e relaxamentos de três para quatro segundos, mas não se esqueça de que o tempo de contração deverá ser o mesmo de repouso, para não fadigar os músculos. Outra forma de testar os resultados é introduzir novamente o dedo no canal e fazer uma contração para verificar como está sua força. Depois de duas ou três semanas, teste novamente e aumente para cinco, até chegar em dez segundos de contração e dez de relaxamento. Repito: o relaxamento é muito importante para não sobrecarregar o músculo e evitar a fadiga.

4) Cabo de guerra

Esse exercício é assim chamado porque você medirá forças entre sua mão e sua vagina. Deitada ou em pé com um pé apoiado no chão e o outro a 45 graus (apoiado no vaso sanitário ou numa banquetinha), introduza as bolinhas e faça a contração perineal. Em seguida, puxe a cordinha das bolinhas para baixo, como um cabo de guerra, tentando retirá-las de dentro do canal vaginal, para treinar a capacidade de segurar ou até prender as bolinhas. Pode fazer três séries de dez.

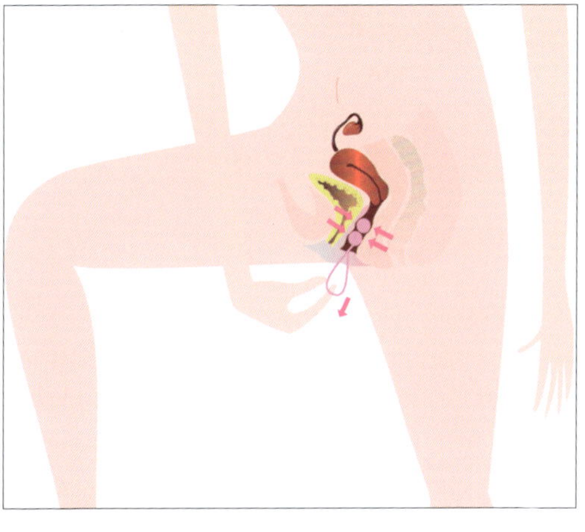

Cada contração e puxão pode durar entre cinco e seis segundos. É muito comum, neste momento, a bolinha escapar ou sair parcialmente do canal.

Se isso acontecer, tente perceber se você não está fazendo muita força no momento de puxar o cordão. Se a força estiver correta e, mesmo assim, a bolinha continuar saindo, pare por alguns minutos, porque é um indicativo de que a musculatura fadigou, ou seja, ficou cansada e é momento de descansar.

5) Elevador de três andares

Existe ainda um exercício chamado de "elevador". Trata-se de contrair e relaxar em três tempos, como se estivesse subindo e descendo andares. Siga os passos:

- Imagine que seu canal vaginal é um elevador de um prédio de três andares. Você fará uma contração pequena, como se estivesse subindo para o primeiro andar. Depois, faça uma contração média e imagine estar subindo para o segundo andar. Em seguida, uma contração grande, como se estivesse no terceiro andar. Em seguida, relaxe, como se descesse os três andares sem parar.

- Agora ao contrário. Primeiro, faça uma grande contração como se estivesse subindo os três andares de uma só vez. Você vai relaxar em três etapas, como se estivesse descendo um andar de cada vez até chegar ao térreo.

- Por fim, os dois exercícios juntos. Suba os três andares em três etapas e desça em três etapas e não se esqueça da respiração!

- Faça dez repetições de cada um dos exercícios, com as bolinhas, o vibrador ou sem nada. Talvez você perceba que o segundo exercício é um pouco mais difícil que o primeiro, porque num você usa força e no outra, a coordenação. No início, pode parecer complicado, mas com o tempo se tornará cada vez mais fácil.

As manobras do pompoarismo

Essas manobras podem ser treinadas com o vibrador ou já no pênis do parceiro. Tenha certeza de que ele vai adorar participar desse treinamento com você! Vou descrever as manobras, inicialmente, com a mulher por cima do parceiro. No entanto, nem todas as mulheres conseguem realizar algumas das manobras por cima, já que lhes falta força muscular nas pernas, que precisam estar fortes para subir e desçer várias vezes. Outras, por serem baixas ou terem parceiros com o quadril largo, ou por causa de diferenças anatômicas, não conseguem realizar as manobras de modo correto. Pensando nelas, fiz alguns testes em pacientes colocando-as em diversas posições e, através de uma aparelho que mostra a contração muscular da paciente, notei que não existe grandes variações e que o pompoarismo poderia ser realizado em várias posições.

1) Fechamento vaginal

Toda vez que for começar a relação sexual, ou melhor, que o parceiro for introduzir o pênis, faça a contração do canal vaginal para que se torne mais apertado, dificultando a entrada do pênis. Se mudar de posição, faça novamente, antes de o pênis entrar. Alguns chamam esta manobra de revirginar, como se a mulher voltasse a ser virgem.

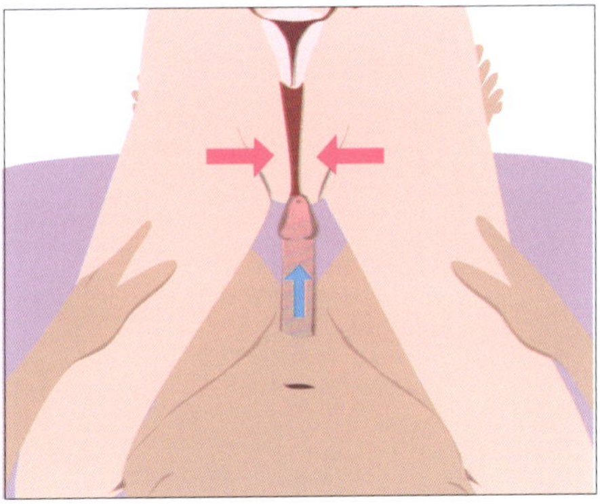

2) Sucção

Esse movimento pode ser feito com a mulher por cima do homem. Quando houver a penetração, ela contrairá os músculos perineais, tanto na entrada quanto na saída do pênis. Como não há a entrada de ar durante o movimento, a contração dos músculos causa no pênis do parceiro uma sensação de vácuo, de sucção.

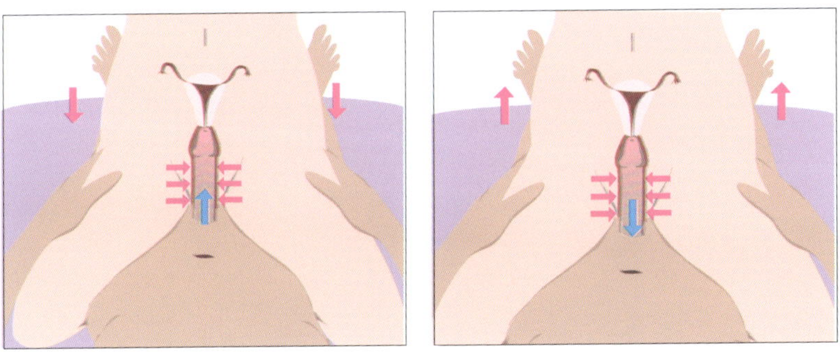

Para que esta manobra aconteça de forma eficaz é necessário que os músculos perineais estejam bem fortalecidos com os treinos.

Uma variável dessa manobra é o homem fazer os movimentos de vai e vem enquanto a mulher permanece em contração, durante o intercurso.

3) Expulsão

Força para expulsar o pênis. É uma manobra perigosa, porque se a mulher tiver algum prolapso de bexiga, reto ou útero, o problema pode piorar. Não é indicado que as mulheres façam sozinhas, sem a avaliação prévia de fisioterapeuta especializado.

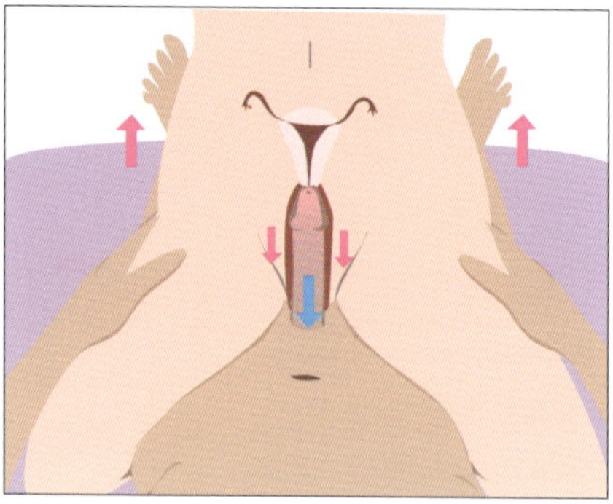

4) Pulsação

É o exercício “Um segundo” encaixado no pênis. Faça contração e relaxamento, contração e relaxamento. O homem vai sentir como se o pênis estivesse pulsando.

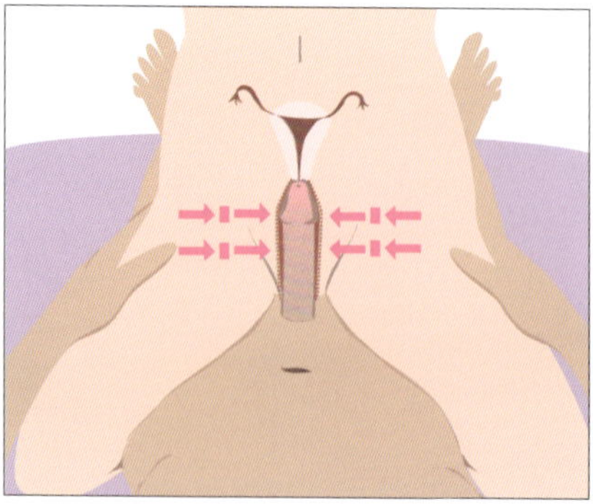

5) Chupitação

É o mesmo exercício "Um segundo", mas agora feito só na glande ou ponta do pênis. Encaixe a glande na entrada do canal vaginal e faça contração e relaxamento só nessa glande, criando um ritmo.

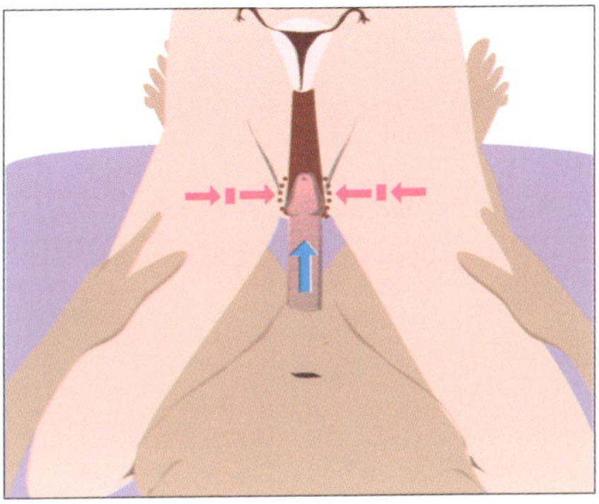

6) Travamento

Esta é a manobra mais difícil, porque é preciso fazer uma grande contração muscular e permanecer nela. Teoricamente, é a manobra em que a mulher prenderia o pênis na vagina e, mesmo que o homem tentasse retirá-lo, não conseguiria. Nem todas as mulheres conseguem travar, mas podem contrair e deixar o homem entrar e sair com o pênis. Além de treinar a musculatura, servirá para que ela sinta bem mais o atrito do pênis no canal vaginal, provocando muito mais prazer para ambos.

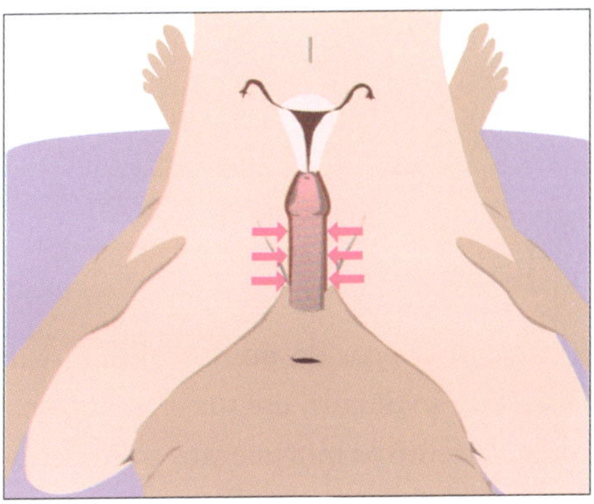

7) Ordenha

Essa manobra se parece com a manobra de sucção, mas, neste caso, durante a penetração, a musculatura perineal está relaxada e a contração é feita no movimento de saída do pênis.

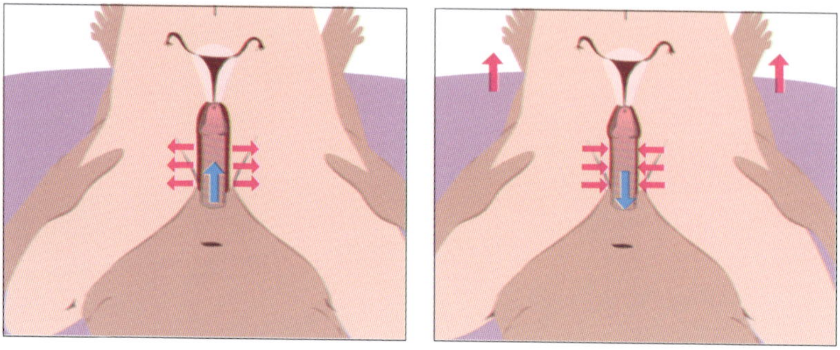

8) Torção

Encaixe-se no pênis, faça uma grande contração e comece a mexer o quadril, fazendo movimentos de subida e descia só de uma parte da pelve, primeiro o lado direito, depois o esquerdo. De um lado e de outro. A sensação que o homem terá é de que seu pênis está sendo torcido.

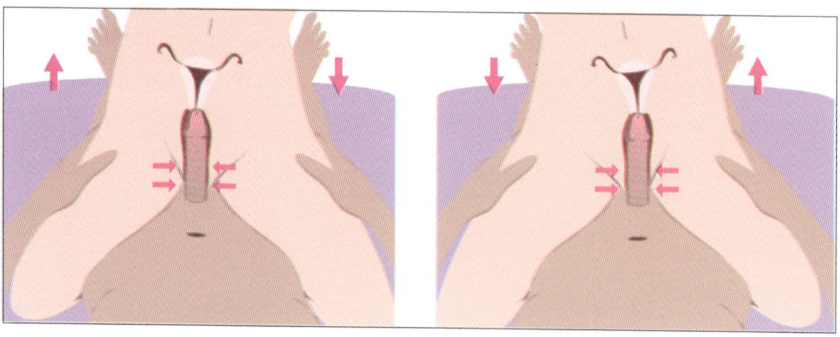

Use a criatividade

Esses são os exercícios básicos do pompoarismo. À medida que for se sentindo mais preparada e à vontade, use sua criatividade. Crie um pompoarismo personalizado. Invente os movimentos a seu bel-prazer. Sinta o que cada movimento provoca em seu corpo. Reinvente e aproveite!

Importante

Os músculos ajudam os ligamentos a fixarem os órgãos pélvicos em seu devido lugar. Para que esses músculos não enfraqueçam, é necessário que sejam exercitados constantemente. Se isso não acontecer, podem surgir alterações como prolapsos ou incontinências (perda de urina, gases ou fezes). No caso dos prolapsos, o útero, a bexiga ou o reto podem sofrer deslocamentos, serem empurrados para dentro do canal vaginal, em direção ao lado externo. Muitos prolapsos somente são diagnosticados quando a mulher passa a sentir uma espécie de "bola" ou peso vaginal e procura um médico. Lembre-se: é necessário ir ao ginecologista ao menos uma vez ao ano para exames de rotina, quando o médico poderá verificar todas essas possíveis alterações.

A incontinência ou incapacidade de conter pode ser de urina (mais comum), gases ou fezes. O problema é que muitas pessoas consideram essa perda como "normal da idade"; só que o que começa com apenas algumas gotas pode passar a perdas tão significativas que será preciso usar absorventes e, mais tarde, fraldas geriátricas.

Se você perde algumas gotas de urina quando faz esforços como tossir, espirrar, pegar peso ou dar risadas, informe ao seu médico. Não espere a quantidade aumentar para somente aí procurar ajuda!

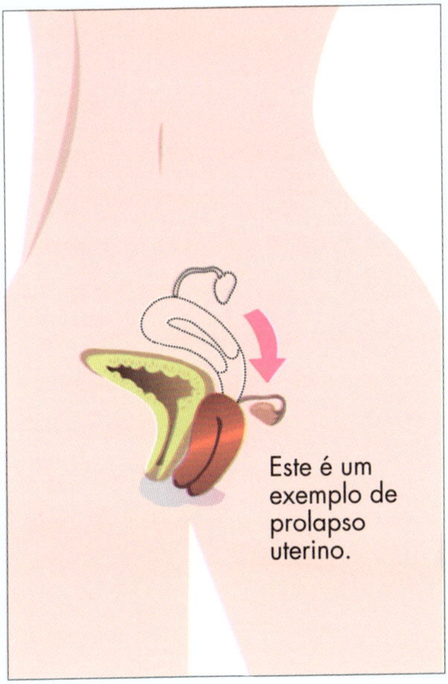

Este é um exemplo de prolapso uterino.

Em alguns casos, pode haver a necessidade de indicação cirúrgica, mas isso não invalida o fortalecimento da musculatura, já que mesmo após uma correção, o enfraquecimento pode ocorrer novamente, exigindo nova cirurgia após alguns anos. Já recebi em meu consultório pacientes que sofreram três cirurgias pelo mesmo problema e, enquanto não se dedicaram ao fortalecimento, não houve melhora.

Cada vez mais se torna comum a indicação de fisioterapia uroginecológica no pré e pós-operatório para que haja sucesso efetivo da cirurgia realizada.

Caso real

Pompoarismo

Um amigo meu, médico urologista, sempre dizia que as mulheres não sabem o poder que tem entre as pernas! Muitas mulheres se descobrem com o pompoarismo. Tive uma aluna que, na época do curso, tinha por volta de 45 anos, aprendeu o pompoarismo e depois voltou somente para me dizer que tinha que ter aprendido esta técnica anos antes, porque perdeu muito tempo na vida sem sentir prazer em suas relações sexuais. Agora, dizia ela, além de chegar ao orgasmo sempre, fez com que seu marido a admirasse cada vez mais, porque ela se tornou muito mais confiante, já que sabia exatamente o que estava fazendo e provocando em seu parceiro.

Esclarecendo: O pompoarismo é uma excelente técnica que garante não só mais saúde para a mulher, como também muito mais autoconhecimento e prazer em suas relações sexuais. E, de quebra, ainda proporcionam sensações novas aos seus parceiros.

Quem fez, revela...

Comecei a praticar os exercícios perineiais há 5 anos, após um curso de pompoarismo do qual participei, em Ribeirão Preto. Os assuntos abordados esclareceram dúvidas que eu carregava há muito tempo, sem ter coragem de dividir nem com as amigas mais próximas. Após o curso me senti muito mais encorajada a praticar o autoconhecimento e foi quando senti o meu primeiro orgasmo. Sensação desejada e aguardada! Desde então, me tornei uma mulher muito mais confiante. As relações melhoraram radicalmente com a prática do pompoarismo. No início, não foi muito fácil realizar a prática, mas com o tempo se tornou muito natural e, o melhor de tudo, bastante prazeroso. Recomendo a todas as mulheres. Permitam-se!

J.B.P - 29 anos

Capítulo 9

POMPOARISMO PARA GESTANTES

Certamente, há quem imagine que exercícios perineais (ou pompoarismo) nada têm a ver com gestação. Ledo engano e muito pelo contrário! Recebo em minhas aulas e também no consultório muitas gestantes ou mulheres que estão se preparando para engravidar.

É bastante comum elas me contarem sobre o medo que sentem de optar pelo parto normal e sofrerem algum tipo de alteração no canal vaginal, seja o famoso "alargamento", a temida incontinência urinária ou ainda a queda dos órgãos pélvicos, como bexiga e útero. Mas sempre explico a elas que não é só o parto que causa esse tipo de alteração, e sim a própria gestação e a forma com que ela é levada até o momento do parto.

Isto é, a gestação em si também provoca mudanças físicas durante as quarenta semanas em que o bebê se desenvolve. Umas delas, bastante significativa, é a que ocorre nos músculos do assoalho pélvico. Além de responsável pela sustentação de todos os órgãos do nosso tronco, servindo como "chão", o assoalho pélvico também tem a função de ajudar a sustentar o peso do útero que, por sua vez, sustenta o peso do bebê.

Se imaginarmos que, antes da gestação, essa musculatura sustentava somente o peso dos órgãos – que, comparado ao peso de um feto, é bastante pequeno –, podemos concluir o quão necessário e importante é iniciar o quanto antes um programa de fortalecimento desses músculos para que não haja alterações que possam prejudicar seu funcionamento não só durante mas também depois do parto.

Um bom exemplo seria o caso de uma mulher de pele branca, cuja composição dos ligamentos, por questões étnicas, é mais fraca. Se ela descuidar da alimentação durante a gravidez e engordar mais do que o esperado, que varia entre nove e doze quilos, muito provavelmente vai sofrer alterações na região pélvica. Vale lembrar que o excesso de peso também é fator causal desse tipo de alteração. Se isso acontecer, o trabalho dos músculos perineais ficará ainda mais prejudicado, já que além de sustentar o útero com o bebê, terão que suportar ainda mais peso, o que causará uma grande pressão abdominal sobre os músculos pélvicos.

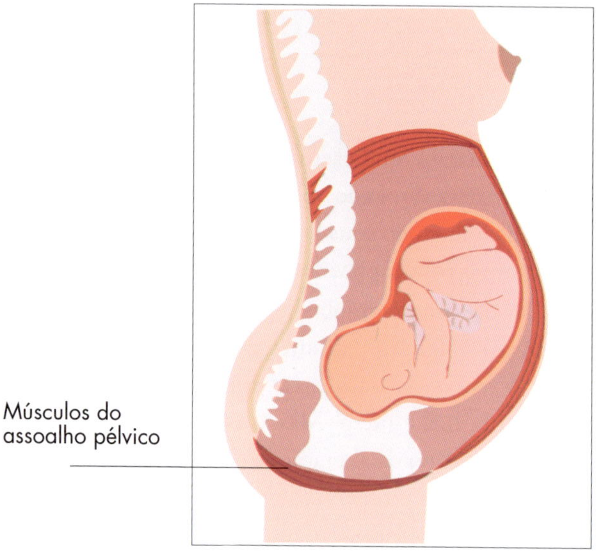

Se o funcionamento do intestino dessa gestante for irregular, a situação pode piorar ainda mais. Imagine uma gestante que tem de fazer força toda vez que for evacuar; esse esforço extra causa mais pressão sobre os músculos pélvicos. Assim, o ideal é que ela seja orientada a fortalecer seus músculos perineais de forma adequada e o mais rapidamente possível. O que percebo é que a maioria das mulheres sequer sabe realizar uma só contração do assoalho pélvico. Isso é muito preocupante e só faz aumentar o número de mulheres com problemas já em estágio avançado.

Mas, continuando o nosso exemplo, se a gestante optar pelo parto normal e, na hora do parto, não conseguir atingir a total dilatação da pelve, provavelmente seu médico vai realizar a episiotomia, ou seja, um pequeno corte na diagonal do canal vaginal para que o bebê possa ser expulso sem acarretar problemas, nem para a mãe e nem para ele. Depois do parto, é provável que ela perceba um pouco de incontinência urinária ou alteração na relação sexual.

Enfim, é um conjunto de fatores relacionados com tudo o que aconteceu durante a gestação e não somente com a escolha do tipo de parto. Tenho muitas pacientes que escolheram cesariana com medo das possíveis mudanças, mas depois de alguns anos apareceram em meu consultório com perda de urina, por exemplo. Ou seja, a escolha do parto tipo cesárea não exclui a possibilidade de existir alguma alteração.

Para realmente prevenir essas alterações decorrentes do enfraquecimento dos músculos do assoalho pélvico, as gestantes que fazem pré-natal em nossa clínica passam pela uroginecologia e obstetrícia e recebem orientações básicas de como devem cuidar do corpo, principalmente desses músculos tão importantes. Infelizmente, a maioria de nós se esquece de que eles existem ou não tem orientação suficiente para saber que eles precisam ser cuidados e, mais do que isso, exercitados.

Uma avaliação no pós-parto também é de extrema importância para que as alterações causadas durante o parto sejam reparadas o quanto antes. No caso de mulheres que fizeram episiotomia, é indicado que iniciem os exercícios perineais o mais rápido possível para que as fibras que não foram lesadas sejam estimuladas a substituir as que foram. A essa reparação damos o nome de plasticidade neural.

Sexo na gestação

Durante a gestação, é natural e até necessário que ocorram diversas mudanças hormonais no corpo da mulher. Essa alteração hormonal pode provocar, por exemplo, uma hiperpigmentação da pele ao redor da vagina, axilas, virilhas, cicatrizes, aréolas mamárias e linha média abdominal (também conhecida como linha negra), mas na maioria dos casos essas manchas desaparecem depois da gestação.

Outra alteração bastante comum e significativa refere-se à libido, embora aconteça de forma diferente para cada mulher, já que cada organismo tem a própria dinâmica. Algumas sentem que a libido diminui bastante no início da gravidez, especialmente por conta dos enjoos no primeiro trimestre, mas depois tudo volta ou normal. Outras, por sua vez, sentem uma alteração maior, ou seja, a falta de libido pode perdurar por toda a gestação. E há aquelas que, ao contrário, percebem que a libido aumenta significativamente, fazendo com que sintam vontade de transar quase todos os dias ou até mais de uma vez ao dia. Apesar dessa variação, não há motivos para se preocupar em nenhum dos casos. Qualquer alteração é temporária e tudo tende a retomar seu ritmo regular após o nascimento do bebê.

Ainda quanto à libido e dinâmica sexual, é comum que alguns homens e também algumas mulheres sintam medo de fazer sexo durante a gravidez. Isso está muito mais relacionado a fantasias sem fundamento do que a perigos reais. O fato é que, em geral, não há problemas quanto a isso porque o bebê está protegido pela placenta e pelo útero, bem distante do canal vaginal. Quando existe algum problema que impede o ato sexual, o médico ginecologista que acompanha o pré-natal vai instruir e explicar ao casal as razões e os riscos. O que se pede, geralmente, é para que não tenham relações sexuais até que tudo esteja bem.

Ainda assim, diante de qualquer dúvida ou insegurança, sempre aconselho às minhas alunas e pacientes que perguntem ao médico se podem ou não transar, pois ninguém melhor que ele para esclarecer.

Caso você esteja liberada, terá de fazer algumas adaptações somente quando a barriga aumentar de tamanho, porque algumas mulheres sentem desconforto nas posições pelas quais antes tinham preferência. A lubrificação de algumas mulheres aumenta durante a gestação, mas retoma o ritmo normal depois do parto.

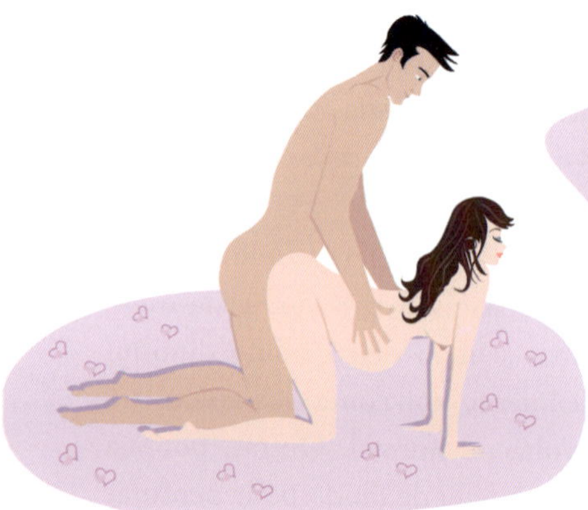

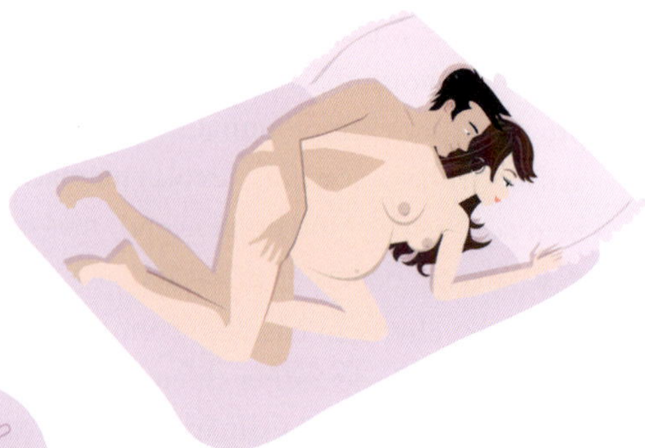

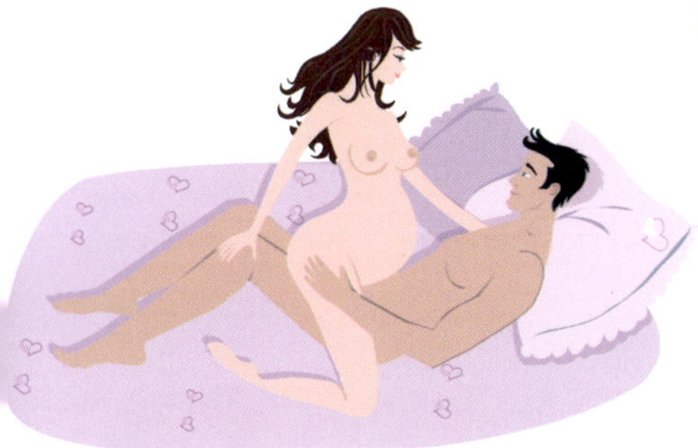

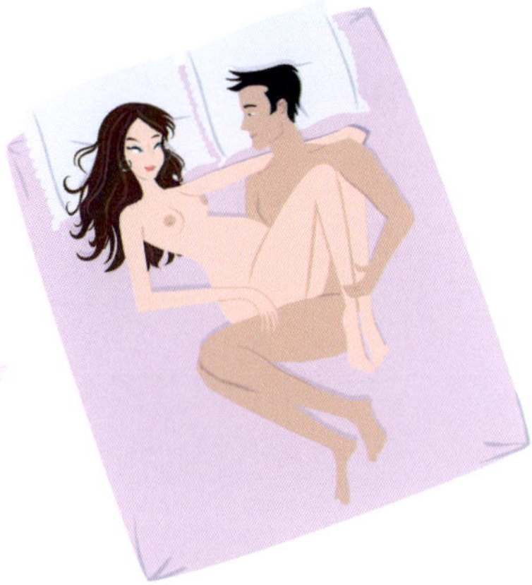

Quanto aos músculos perineais, os mesmo exercícios explicados no capítulo anterior podem ser realizados pelas gestantes, mas com um único cuidado: não é aconselhável o uso de acessórios como o ben-wa e os cones vaginais, pois eles contêm chumbo em sua composição e ainda não existem estudos suficientes que mostrem se é seguro o uso por gestantes. De todo modo, os exercícios perineais são totalmente indicados, pois não causam contração uterina. Em caso de dúvida, o melhor é sempre perguntar ao seu médico.

Felizmente, hoje em dia podemos contar com a grande eficácia da fisioterapia uroginecológica, caso alguma alteração ocorra durante o parto. Se o canal vaginal ficar um pouco dilatado após o parto, por exemplo, os exercícios perineais (ou pompoarismo) são excelentes, já que o canal vaginal é composto de músculos e não só podem como devem ser fortalecidos. O aumento das fibras e consequentemente o preenchimento do canal vaginal faz com que ele fique mais apertado, podendo até ficar melhor que antes do parto.

Para as mulheres que apresentam incontinência urinária durante a gestação, o melhor é se manter atenta porque pode ser sinal de que algo já não está muito bem. Se a incontinência permanecer, o ideal é procurar um médico ou um fisioterapeuta especialista em ginecologia.

Após o parto, pode ocorrer a diminuição da lubrificação pela ação da prolactina e queda hormonal. Muitos médicos aconselham as pacientes a ficar um período de trinta a quarenta dias sem ter relações sexuais para que o corpo recupere seu estado de antes da gestação.

Capítulo 10

PRESERVATIVOS

Transforme o útil em muito agradável!

O uso da camisinha deveria ser inseparável do ato sexual. No entanto, por mais que a maioria das pessoas já conheça as inúmeras justificativas, ou seja, já esteja mentalmente convencida de que deveria usá-la, infelizmente muitas ainda não estão emocionalmente convictas! É por isso que o número de gravidezes indesejadas e, pior, pessoas contaminadas por doenças sexualmente transmissíveis continua sendo assustador!

Só que esse assunto pode passar de chato e repetitivo para muito interessante. Para isso, você precisa aceitar meu convite para começar a quebrar paradigmas e superar preconceitos! Esse papo de que transar de camisinha é o mesmo que chupar bala com papel está para lá de ultrapassado, já era! Era aceitável lá no tempo em que surgiu o preservativo, quando era fabricado com material bem menos sofisticado que o usado atualmente.

Outros justificam não usar porque ela aperta! Ora, vamos combinar: pênis grande nunca foi impedimento para o uso da camisinha! Afinal, tem de todos os comprimentos, diâmetros, texturas, cores, gostos, cheiros etc. Ou seja, o que falta é disponibilidade para rever conceitos e tentar, experimentar, brincar, se divertir e se convencer, de uma vez por todas, que camisinha é sinal de amor-próprio, respeito pelo outro, maturidade, inteligência. E pode ser – por que não? – mais um acessório erótico!

Eu poderia apelar, repetindo que "quem vê cara não vê coração", ou seja, que por mais bonita e cheirosa que seja uma pessoa, NÃO DÁ PARA SABER SE ELA É PORTADORA DE DOENÇAS como herpes, HPV, sífilis, hepatite, aids, entre outras que, se não matam, podem causar estragos e constrangimentos terríveis e absolutamente desnecessários à sua vida! Mas o objetivo deste livro não é, em nenhum momento, tratar das responsabilidades de entrar no maravilhoso mundo dos prazeres sexuais.

Parto do princípio de que meus leitores, pacientes e alunas são adultos e inteligentes. E são mesmo, tenho certeza! Portanto, quero abordar esse tema de forma lúdica e gostosa. Então, para que a brincadeira comece a ficar divertida, sugiro que você, homem ou mulher, comece a se interessar pelos diversos tipos de preservativos existentes. Encare mesmo como um acessório de prazer! Aproveite a tecnologia e a modernidade e acredite: existem marcas e tipos que fazem toda a diferença no momento de usar.

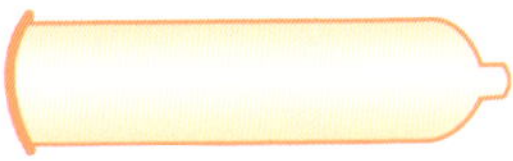
Lubrificado

Texturizado

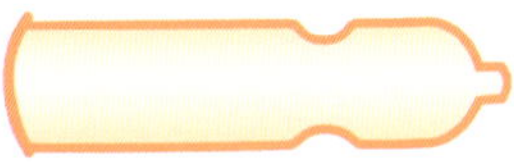
Anatômico e mais espesso

Mais largo

Diâmetros

Existem preservativos com diâmetros diferentes justamente para contemplar e garantir conforto a todos os tamanhos de pênis. Para experimentar e descobrir a que melhor se ajusta ao seu caso, em vez de comprar apenas um tipo, compre vários diferentes, até encontrar a que lhe cairá como uma luva. Algumas mulheres ainda acreditam que camisinha é coisa de homem! Não é! Camisinha é coisa de quem tem vida sexual ativa, de quem transa! Portanto, se o seu parceiro ainda demonstra resistência na hora de "vestir a camisa" da saúde íntima, especialmente por argumentar que aperta o brinquedo dele, tome você uma atitude de respeito para consigo mesma! Vá a uma *sex shop* ou farmácia e adquira algumas de diâmetros diferentes para provar a ele que é possível ser feliz e responsável ao mesmo tempo! Acima de tudo, seja uma mulher sabida, antenada e atual!

Sensibilidade

Outra história que muitos homens contam é sobre a tal sensibilidade. Dizem que sentem menos prazer. No entanto, essa justificativa não vale mais! Há alguns anos, realmente os preservativos eram feitos de um só tamanho e com a mesma espessura, prejudicando a sensibilidade de algumas pessoas. Hoje, porém, isso deixou de ser um problema. Existem preservativos extremamente finos para que a sensibilidade não seja afetada. Além disso, minha gente, convenhamos: a vida é feita de escolhas, e essas escolhas são sempre baseadas na relação custo x benefício. Se você realmente ainda sente certa perda de sensibilidade, a minha pergunta é: será mesmo que perder um mínimo de sensibilidade é pior do que ganhar uma doençazinha infernal?

Texturas

Tudo para estimular o prazer e o uso! As novidades não param de ser lançadas e os fabricantes, felizmente, não pensam mais somente no prazer masculino. Agora, mais do que nunca, sabem que mulher também quer e merece sentir prazer! Por isso, alguns preservativos apresentam texturas diferenciadas que aumentam o prazer sexual da mulher, como as que têm saliências que proporcionam mais estímulo dentro do canal vaginal. Não perca tempo e experimente! A simples possibilidade de criar alternativas já pode ser um motivo para agitar a sua relação!

Lubrificante

Até na variação hormonal feminina os fabricantes têm pensado! Uau, que avanço! Considerando que, dependendo da fase do ciclo menstrual ou do metabolismo da mulher, a lubrificação natural pode sofrer alterações, alguns preservativos ganham dose extra de lubrificação e se transformam numa deliciosa brincadeira de escorregar! A penetração fica facilitada e os dois ganham com isso! Tente e comprove!

Sabores

É preciso lembrar que, se o homem tiver alguma DST, a doença pode ser transmitida caso haja algum ferimento na boca da parceira.

Para os que adoram fazer sexo oral, nada melhor que camisinha com sabor, um convite ao prazer e às novidades! Tem para todos os gostos, uma ideia realmente fantástica e providencial, afinal gosto de borracha era desestimulante! Chocolate, morango, baunilha, pimenta... Qual será o sabor desta noite?

Para incrementar

Quente e frio

Hoje em dia já é possível encontrar preservativos que esfriam e outros que esquentam em contato com a pele. Pode ser uma experiência bem diferente para ambos. A alternância de temperatura num momento em que as sensações estão todas aguçadas pode ser uma delícia... Experimentem!

Para prolongar o prazer

Existe também um tipo de preservativo que ajuda os homens a retardarem a ejaculação. Se você se considera apressadinho ou apenas deseja prolongar as sensações experimentadas durante a relação sexual, não deixe de conhecer e se beneficiar com essa invenção!

Brilha no escuro

Isso mesmo! Existem até as que brilham no escuro. Já imaginou seu namorado atrás de você com uma dessa? Acho que vai ser uma experiência, no mínimo, engraçada. Quando a intimidade entre um casal rola de modo honesto e espontâneo, tudo pode ser motivo para uma inesquecível noite de prazer!

Use, abuse e se lambuze!

Se você já ouviu dizer alguma vez que quem compra lubrificante é porque faz sexo anal, acredite: é um mito, ou melhor, um baita preconceito cafona! Em primeiro lugar, já sabemos que sexo anal pode ser muito bom, desde que os dois queiram praticar e saibam fazer direitinho. Sim, abusando do lubrificante. Em segundo lugar, além de ninguém ter a ver com a sua vida íntima ou com o que você faz ou deixa de fazer com seu par, lubrificante serve para outras coisinhas também!

O fato é que lubrificação nunca é demais! Aumenta o prazer, facilita a penetração, inclusive a vaginal, e deixa a sua relação muito mais fluida e gostosa! E os benefícios não param por aí. Lubrificantes também podem ser usados para diminuir o atrito durante a masturbação, tanto masculina quanto feminina, seja ela feita com as mãos ou com um vibrador. A lubrificação evita pequenas fissuras nos órgãos genitais, que provocam ardência e incomodam bastante.

Outra boa hora de lançar mão do seu frasquinho de lubrificante é sempre que for usar próteses vaginais ou anais, vibradores e estimuladores. Mesmo quando estimuladas no clitóris, o ato fica muito mais confortável para a mulher se aplicado algum lubrificante. Mas cuidado, não se trata de qualquer lubrificante!

Tem gente que acha que basta ser cremoso para ser usado como lubrificante. Não é bem assim! A composição de determinados produtos, sejam hidratantes, xampus, sabonetes ou qualquer outro creme, podem causar alergia e outras reações na pele desta região, que costuma ser bastante delicada. Além disso, mesmo entre os lubrificantes, evitem aqueles cuja composição contenha substâncias derivadas de petróleo, pois também podem causar alergias e irritações e há o risco de romper o látex, material da camisinha. Isso significa que você deve escolher sempre um lubrificante à base de água, pois dificilmente causará algum desconforto.

Existem também os lubrificantes beijáveis e os comestíveis. A diferença é que o beijável pode ter contato com a boca, mas não foi feito para ser ingerido. Já os comestíveis vêm em diversos sabores, como caipirinha, tequila, morango etc., e podem ser beijados e ingeridos sem nenhum problema. Use a criatividade e aproveite!

Inove e surpreenda!

- Deixe a camisinha o mais perto possível de você no momento da relação, para não ter de sair procurando e cortar o clima. Note que a culpa não é da camisinha e sim da falta de planejamento e organização. Parar tudo e correr atrás da bolsa ou ir procurar nas gavetas onde escondeu o preservativo é dureza...
- Mulher, você definitivamente PRECISA saber colocar uma camisinha em seu parceiro: quando perceber que vai rolar e o pênis já estiver ereto, basta passar a mão no preservativo e encaixá-lo no "poderoso". Se tiver clima, aproveite para apimentar a colocação e dar um show de prazer a ele! Cuidado com as unhas! Mulher esperta sabe tudo!

• Nunca use dois preservativos ao mesmo tempo, mesmo que um seja vaginal e outro peniano, pois o atrito entre eles pode fazer com que se rompam e percam sua função, que é a de evitar a gravidez e proteger contra as doenças sexualmente transmissíveis.

• Preservativo feminino é tudo de bom para quem quer usar camisinha e o parceiro não topa vestir uma. Se você, mulher, acha que é difícil colocá-la, está enganada. Adquira uma e coloque-a para ver como é fácil. A partir de então, estará livre para se proteger sem precisar da colaboração do parceiro. O preservativo feminino pode ser introduzido no canal vaginal até oito horas antes da relação sexual. Sua composição é um pouco diferente da de látex (masculina), pois é feita de poliuterano, que também pode ser usada caso alguém do casal tenha alergia a látex.

• Quem foi que disse que pessoas da terceira idade não precisam usar preservativo? Quem pensa assim comete um enorme erro, pois a cada dia cresce o número de pessoas acima de 60 anos infectadas por DST. Então, mulheres e homens, não deixem de usar camisinha, em hipótese alguma. Ela pode tornar o momento ainda mais especial para vocês.

Lembre-se: quem ama cuida, e o preservativo nada mais é do que uma prova de amor por si mesmo e pelo outro.

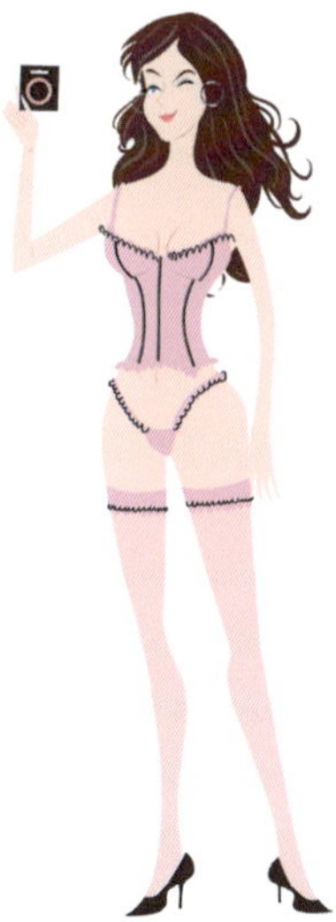

Capítulo 11

SEXO NÃO SÓ PODE COMO DEVE SER GOSTOSO E MUITO PRAZEROSO!

Do prazer zero ao insaciável

"Sou a prova cabal de como é ter relação sexual com dores. Namoro há quase sete anos e durante praticamente seis anos e meio, só sentia dores! Eu e meu parceiro inventamos nossa forma de fazer sexo sem penetração, mas eu nunca estava contente. Sabia que a nossa relação não era completa e morria de medo de ele procurar o prazer com outras mulheres. Afinal, eu não conseguia proporcionar a ele um sexo completo.

Fui a vários ginecologistas e nada de diagnóstico, ninguém detectava qual era o meu problema. Até que conheci uma terapeuta sexual com quem fiz terapia por um bom tempo, porém as dores ainda persistiam. Era uma tortura pensar que o fim de semana estava chegando e eu ia TER que fazer sexo... Olha o absurdo, mas era exatamente assim que eu me sentia...

Minha terapeuta soube de um curso sobre pompoarismo e me aconselhou a participar. Para ser bem sincera, nem sabia do que se tratava, mas como estava sempre em busca de uma solução, resolvi aceitar a indicação. Achei o curso fenomenal, amei e comecei a enxergar uma luz no fim do túnel. Quando terminou, fui conversar com a professora. Foi quando ela me disse que eu estaria curada em seis ou oito sessões, senão ela não se chamaria mais Débora...

Bom, fui embora pensando, "Essa doutora só pode estar de brincadeira, né? Sofro com essa dor há seis anos e ela vem me dizer que em um mês e meio é possível resolver... Ela só pode estar de sacanagem comigo!". Mas, como boa brasileira, não desisti e fui fazer a avaliação.

Foi inacreditável! Saí da avaliação, fui encontrar meu namorado... e o impossível aconteceu! Fiz sexo com penetração e não senti dor! É sério, nem eu acreditei. Tive de repetir pra constatar! E olha que eu nem tinha começado as sessões, foi somente a avaliação.

Desde então, fiz dez sessões, completei o tratamento e nunca mais senti dor. A relação se transformou em puro prazer. Hoje amo fazer sexo! Gostaria de agradecer muito a dra. Débora, pois minha vida, em especial a sexual, mudou radicalmente depois que a conheci. Sim, neste livro está o fantástico mundo de Débora Pádua."

C.P., 27 anos

Da dor ao prazer...

Ao ler esse depoimento, muitas mulheres certamente vão se perguntar como isso pode acontecer. Primeiro questionarão sobre o que significam essas dores, e depois se perguntarão como consegui fazê-las desaparecer em tão pouco tempo. Então, vamos aos esclarecimentos, até para que você aprenda como identificar o que pode ser considerado normal e o que precisa ser tratado.

Para quem não sofre deste problema – dores durante a relação sexual – pode ser até difícil de acreditar que existam muitas mulheres que sentem, sim, um grande desprazer durante a penetração e também durante o ato sexual.

Para começar, vale lembrar que essas dores, quando diagnosticadas como um problema orgânico ou psicológico, podem indicar problemas como vaginismo ou dispareunia. Resumidamente falando, o vaginismo caracteriza-se pela contração involuntária dos músculos ao redor da vagina, o que impede a penetração por causar muita dor à mulher. A dispareunia caracteriza-se pelas dores sentidas durante o ato sexual. A penetração até acontece, mas no movimento de entrada e saída do pênis a mulher sente muitas dores e nenhum prazer.

Muitas pacientes me procuram no consultório, desesperadas e pedindo ajuda. Não sabem mais o que fazer para viabilizar o sexo. Na maioria das vezes, o tratamento é simples e fácil. Com algumas sessões, já é possível obter melhoras significativas. E, dependendo do empenho e da vontade da paciente em resolver o problema, o resultado pode ser espetacular, como no caso da paciente que deu seu depoimento no início deste capítulo.

A dor nunca deve ser considerada normal!

Qualquer dor em qualquer lugar do corpo serve para nos mostrar que algo não está funcionando normalmente, naturalmente. Ou seja, precisamos nos atentar para descobrir como acabar com isso. Às vezes, é muito simples. Basta um ajuste na posição, uma readequação postural, um relaxamento físico e muscular, e a dor vai embora.

Entretanto, noutras vezes, será preciso investigar mais cuidadosamente para averiguar qual a causa dessa dor. O fato é que a dor durante a relação sexual nunca deve ser aceita pela mulher ou pelo casal, sem fazer o possível para acabar com ela. O objetivo do sexo é proporcionar prazer sempre, e aos dois – homem e mulher!

Se a mulher considera que "é assim, dói mesmo", obviamente vai encarar o ato sexual como uma espécie de castigo ou tortura e vai se retrair cada vez mais, comprometendo a qualidade do seu relacionamento e perdendo a chance de experimentar sensações muito gostosas e saudáveis.

Portanto, se partirmos do princípio de que a mulher sente desejo pelo parceiro, não há razão, em princípio, para que ela sinta dor. O desejo é o disparador das alterações que preparam a mulher para a penetração sem dor. Mas se, ainda assim, a dor persiste, então é hora de investigar as causas e começar o tratamento!

Tamanho do pênis, posição, entre outras justificativas...

Algumas pacientes falam da dor que sentem e logo me dão as próprias teorias. A mais comum refere-se ao tamanho do pênis do parceiro. Segundo elas, seria grande demais e por isso machuca, mas isso só se justifica se o pênis for extremamente grande em comparação ao canal vaginal. Ainda assim, se a mulher estiver excitada o suficiente e o corpo preparado para a penetração, com certeza não haverá dor ou incômodo.

Ou seja, o corpo feminino tem todos os recursos para se preparar para a penetração, para se moldar ao tamanho do pênis. Isso só não acontece se a mulher tiver algum bloqueio emocional ou físico. Claro que, em algumas posições, pode acontecer de a mulher sentir algum desconforto, mas nada que não se resolva com pequenos ajustes e adaptações.

Devo lembrar também de outros detalhes que também podem interferir no conforto da relação sexual. Mulheres que sofrem de constipação intestinal e estejam com fezes ressecadas podem sentir desconforto em determinadas posições. Por isso, cuidem do bom funcionamento do seu intestino. Porém, nesses casos o desconforto será no fundo do canal vaginal e somente em determinadas posições.

Outro aspecto que deve ser observado com bastante atenção é a lubrificação, essencial para que a penetração seja confortável. Se o pênis estiver seco e o canal vaginal sem nenhuma lubrificação, será inevitável o desconforto e até a dor durante a entrada do pênis no canal vaginal.

Muitos casais usam a saliva como lubrificante. Caso não seja suficiente, aconselho que tenham sempre à mão um lubrificante a base de água para ajudar. Saiba, mulher, que seu corpo sofre alterações hormonais durante todo o ciclo menstrual, e isso significa que em alguns dias a vagina estará mais molhada, lubrificada, e em outros, estará mais seca. Isso nada tem a ver com o grau de excitação, que é outro fator que propicia a lubrificação ideal. Mesmo durante o intercurso (movimento de vai e vem durante o ato sexual), é necessário ficar de olho para que a lubrificação não diminua e o incômodo comece a aparecer.

Também interfere no momento da relação sexual o fator psicológico. Não entrarei em detalhes, pois o tema não faz parte da minha área de atuação, mas durante minha avaliação de qualquer paciente, sempre observo atentamente para notar alterações que podem ter origem psicológica e o que é, de fato, fisiológico. Como fisioterapeuta, atuo diretamente sobre as questões físicas. Quando necessário, encaminho o paciente a um psicólogo para uma avaliação a fim de receber tratamento em todos os aspectos. É isso que vai garantir o bem-estar total.

Passo a passo do diagnóstico

Em primeiro lugar, procuro saber o que exatamente está incomodando a paciente. Preciso compreender a situação e os sentimentos dela para saber o que ela busca e o quanto está disposta a colaborar com o tratamento. Infelizmente, muitas mulheres simplesmente aceitam a dor e o desconforto e acreditam que não nasceram para sentir prazer ou se realizar nas relações sexuais.

Algumas reforçam essa crença por não saberem sequer o que é prazer ou nunca terem experimentado um orgasmo. Por isso, nem notam a necessidade de buscar ajuda e, mesmo quando encontram, não se sentem motivadas a realizar o tratamento de forma adequada. Outra questão bastante importante é o modo como cada paciente enxerga e lida com seu corpo, sua sexualidade, seus órgãos genitais. Tudo isso é muito importante para o desenvolvimento e o sucesso do tratamento.

Para dar certo, a paciente precisa primeiro saber do que estamos falando, como funciona seu corpo, aprender a tocá-lo, descobrir suas sensações e aceitá-las. Esse é sempre o início do tratamento. Somente depois de um autoconhecimento mínimo é que será possível uma intervenção mais contundente e eficaz. Caso contrário, ela sequer saberá identificar o que está sentindo, como é o seu prazer, entre outros aspectos de sua sexualidade.

Na avaliação, que é o primeiro encontro do processo de tratamento, procuro observar suas reações ao ser tocada durante o exame ginecológico. Avalio principalmente a musculatura perineal, pois se o caso for de vaginismo, ocorrerá imediatamente um espasmo muscular, ou seja, uma contração muito grande dos músculos pélvicos que provoca dor.

Nos casos mais graves, não consigo nem realizar o exame de toque na primeira avaliação. Sendo assim, o tratamento tem que ser realizado com eletrodos superficiais colados na pele. Nos casos mais simples, é possível introduzir um eletrodo transvaginal já na primeira sessão, se for necessário.

Com a avaliação dos músculos, consigo analisar o grau de tensão e se a paciente sabe ou não como seu corpo funciona, se sabe fazer contração e principalmente relaxamento dos músculos. Tudo passa a ser um aprendizado. Algumas aprendem mais rápido porque estão muito dispostas a isso, outras podem demorar um pouco mais, porque resistem ao tratamento.

Quando a paciente que deu o depoimento no começo do capítulo veio falar comigo, percebi na hora que ela realmente estava querendo ajuda. Afinal, ninguém estaria num curso de pompoarismo se não desejasse muito uma mudança. Conversei um pouco com ela e notei que estava bastante aberta à proposta do tratamento. Quando é assim, os resultados são bem mais rápidos e fáceis. De todo modo, ela se mostrava muito desacreditada de qualquer tratamento e por isso resolvi desafiá-la, dizendo que acabaríamos com aquelas dores de qualquer jeito com a uroginecologia.

Eu sabia que estava correndo um risco, mas sabia também que precisava ao menos ensiná-la como funcionava seus músculos pélvicos. Foi o que fiz e felizmente conseguimos ótimos resultados com o uso dessa técnica somente. Depois de dez sessões, era evidente a melhora e o quão válido fora correr o risco de desafiá-la.

Diagnóstico

Como citei anteriormente, existem alguns diagnósticos para a dor na relação sexual, como o vaginismo (os músculos perineais provocam um espasmo e a mulher sente extremo desconforto na relação sexual; algumas nem se permitem ser penetradas) e a dispareunia (desconforto na entrada do pênis ou durante toda relação sexual).

São sintomas tão semelhantes que chegam a confundir a mulher que sente dores. O fato é que a mulher pode apresentar sinais de dispareunia e ainda assim insistir nas relações, o que pode fazer com que o problema evolua para o vaginismo. Existem também os casos em que a dor é decorrente de infecção urinária ou vaginal, que pode causar desconforto durante o processo inflamatório. No entanto, após a cura, a dor tem de passar também.

Já tive pacientes que ficaram sem transar por dez, doze, até quinze anos! Não faça parte desse grupo. Não deixe que a negligência consigo mesma e com seu corpo atrapalhe sua relação sexual. Tenha em mente que nenhuma relação deve ser dolorida e, caso isso esteja acontecendo com você, não espere mais! Procure seu ginecologista para fazer uma avaliação e verificar a existência de infecções ou alterações. Se nada de errado for encontrado e você continuar sentindo dor, procure uma fisioterapeuta especialista em uroginecologia e sexualidade.

Capítulo 12

FANTASIAS SEXUAIS

Invista nesta brincadeira e descubra sensações maravilhosas!

Você, mulher, sabe quais são as fantasias sexuais do seu namorado, marido ou ficante? Já conversou com ele sobre isso? E você, homem, conhece as mais secretas fantasias de sua parceira?

Este é um dos temas mais empolgantes nas minhas aulas, as fantasias sexuais. As alunas comentam sobre as suas e compartilham expectativas entre si, mas percebo que ainda se trata de um assunto pouco explorado, um tanto proibido, entre os casais.

Parece que a maioria das pessoas tem medo de perguntar sobre as fantasias sexuais do parceiro por acreditar que não vai gostar da resposta. No entanto, esse medo certamente se baseia em noções equivocadas do que seja fantasia. Para começar a falar sobre o assunto, então, gostaria de derrubar alguns conceitos que só servem para atrapalhar.

Segundo o dicionário, poderíamos substituir a palavra fantasia por outras como imaginação, ilusão, alegoria, imagem. Ou seja, não se trata de realidade ou ações propriamente ditas. Fantasiar pode ser muito diferente de realizar. Entre imaginar e fazer, existem muitas possibilidades, adaptações e adequações.

Isso significa que, entre você e seu par, existem fantasias que poderão ser realizadas e outras que ficarão somente no campo da imaginação, sem passar para a ação. Vocês decidem, vocês escolhem! Há um espaço enorme para possibilidades até então não imaginadas que podem ser uma delícia para os dois.

Sim, porque uma vez que vocês se permitem fantasiar, imaginar, criar alegorias e compartilhá-las na intimidade, além de fortalecer a confiança entre vocês e se conhecer mais profundamente, poderão experimentar sensações maravilhosas. Sem precisar se expor ou se comprometer com as consequências da realidade, o casal pode desfrutar das reações físicas provocadas por essa troca de confissões picantes e extremamente motivadoras.

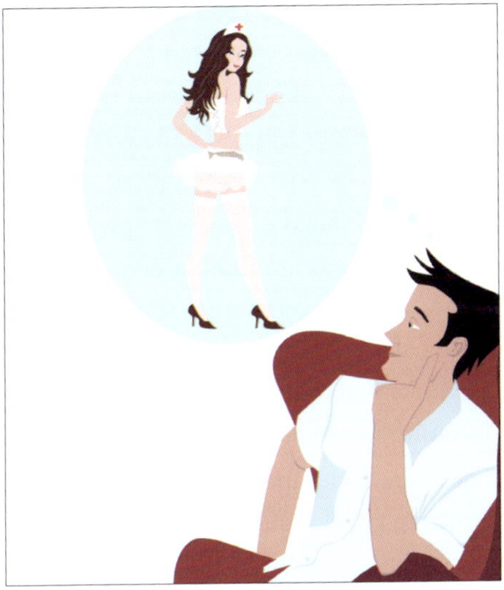

Para que o início dessas revelações picantes se torne menos constrangedor, caso essa seja sua preocupação, criei uma brincadeira para que um conheça as vontades do outro sem precisar falar. Separe dois envelopes de cores diferentes em que caibam várias tiras de papel. Escrevam nessas tiras as fantasias que tenham com o outro. Sejam criativos e detalhistas. Pensem em cada detalhe, por exemplo:

- Roupas: temáticas (fantasia de bombeiro, mecânico, enfermeira), comprimento (curta, longa), modelo (transparente, apertada, com mangas), acessórios (luvas, meias, sapatos)
- Lingeries: cores, estampas (oncinha, zebra), tipo (camisola, cinta-liga, cueca)
- Lugares: motel, viagens, navio, praça, carro, sob a chuva, festa, cinema, avião, banheira
- Posições: kama sutra, algo tirado de filme, livro ou da internet
- Sabores: *chantilly*, leite condensado, camisinhas e calcinhas comestíveis, frutas, vinho, cremes eróticos

- Cheiros: incenso, velas aromáticas, óleos, aromatizadores de ambiente
- Detalhes: *voyeurismo* (estão sendo observados por alguém), perigo (podem ser flagrados a qualquer momento).

São apenas algumas sugestões. Vale tudo o que a imaginação de vocês conseguir criar, lembrando que um não deve contar ao outro que está escrevendo. Depois de tudo pronto, dobrem os papéis e coloquem-nos dentro do envelope de cada um. Guardem com carinho o seu envelope de fantasias e em seguida estipulem a periodicidade (uma vez por mês, a cada 15 dias), para trocarem os envelopes e sortearem um dos papéis.

Cada um lê a fantasia do outro e diz se está pronto ou não para realizá-la. Se a resposta for sim, então combinem como fazer, pois nem sempre estarão no lugar certo, na hora certa. Se a resposta for não, aproveitem o campo da imaginação para realizá-la com palavras, em clima de provocação, falando ao pé do ouvido e sugeriando imagens excitantes. No final da noite, estarão se sentindo muito mais livres e entregues um ao outro.

Caso um dos dois tire um papel que contenha uma fantasia que não agrade, é possível trocar o papel sem contar ao parceiro o que estava escrito. Isso demonstra respeito pelos limites do outro. Toda a brincadeira deve se basear em muito respeito e consideração. Uma vez que vocês se proponham a falar de um assunto tão íntimo, assumem também o compromisso de ser o mais flexível e compreensivo possível com o outro. Se, em algum momento, vocês sentirem insegurança, ciúme ou vergonha, conversem e acolham os sentimentos do outro para reforçar a ideia de que a brincadeira trata de prazer e diversão. Nada mais!

Vocês vão perceber que, com o passar do tempo e a realização de algumas fantasias, outras surgirão e será cada vez mais fácil acrescentar mais papéis. Algumas alunas adaptaram a ideia e escreveram nos papéis o que gostavam e o que não gostavam que o parceiro fizesse durante a relação sexual. As descobertas foram surpreendentes!

Uma delas, casada há mais de trinta anos, descobriu que algumas formas de carinho que sempre fizeram parte da vida sexual dela e do marido não eram tão agradáveis quanto imaginavam, enquanto outras nunca tinham sido sequer tentadas. Por exemplo, ela descobriu que pegava no bumbum dele de uma forma que ele sempre detestou, mas ficava sem graça de comentar. Ele, por sua vez, descobriu que ela não gostava dos estímulos que ele fazia nos seios. Para esse casal, a brincadeira foi de grande valia, pois os dois conseguiram colocar os pingos nos is. Depois de tudo acertado, repetiram a brincadeira, desta vez com as fantasias sexuais, e apimentaram ainda mais a relação!

Às vezes, o que falta na vida de um casal é um pouco mais de diversão e brincadeira, é não levar tudo tão à sério, é não achar que qualquer pensamento é uma traição. Pessoas pensam, fantasiam, imaginam... e tudo isso pode ser usado a favor da relação.

Seduzindo o olhar dele

Uma fantasia bastante comum entre os homens tem a ver com *striptease*. Como eles são muito estimulados pelo que veem, costumam ficar fascinados quando a namorada, esposa ou ficante toma a iniciativa de fazer um.

No entanto, constato que muitas de minhas alunas morrem de vergonha ou medo de que o parceiro não goste ou ria delas e desistem da ideia. Justificam dizendo que têm gordurinhas sobrando, celulites e estrias... enfim, essas encanações femininas.

A pergunta é: fora do maravilhoso mundo do Photoshop, alguém conhece uma mulher que não tenha celulite? Eu mesma vi pouquíssimas em minha vida, pouquíssimas mesmo! É claro que cuidar do seu corpo deve fazer parte da rotina, mas não aproveitar as coisas boas da vida e deixar de agradar seu parceiro por conta de alguns defeitinhos que talvez só você veja é um enorme desperdício de possibilidades incríveis.

Brinco com minhas alunas que ninguém é de um jeito quando está de roupa e explode quando fica sem roupa. Aquelas que acreditam que os homens têm vontade de ver outras mulheres com corpos perfeitos desfilando, enganam-se redondamente. Claro que pessoas bonitas são sempre admiráveis, mas do que todos nós gostamos, homens e mulheres, é intimidade, troca, entrega, ousadia, confiança.

A maioria deles tem vontade de ver a "sua" mulher se exibindo para eles, e somente para eles. Então, minha sugestão é que as mulheres que têm vontade, mas têm vergonha, usem um truque, seguindo o passo a passo:

- Primeiro, consiga uma lanterna pequena;
- Em seguida, prepare o ambiente, que pode ser um quarto ou sala bem escura, mas tem que ser escura a ponto de não se enxergar nada;

• Quando estiver tudo pronto e você estiver vestida e maquiada, ou seja, fantasiada de mulher fatal, convide seu parceiro para entrar no ambiente, entregue a lanterna a ele e posicione-se bem à frente dele;

• É muito provável que ele te enxergue, mas você não consiga vê-lo, o que lhe dará uma tranquilidade bem maior para se exibir como quiser. Afinal, o maior receio ou constrangimento, para a maioria das mulheres, tem a ver com a cara que ele pode fazer e a interpretação que ela dará a essa fisionomia.

• Agora, é só se programar e realizar mais esta fantasia do seu parceiro. Se a vergonha ainda persistir, você pode fazer um trato com ele dizendo que você fará o *striptease* primeiro e depois ele terá que fazer um para você.

• Outra dica é sempre avisá-lo quando fizer algo diferente para que a surpresa não seja tão grande que ele fique sem reação. Além disso, imagine se você está esperando o marido em casa, toda preparada, e ele chegar com um amigo para tomar cerveja?

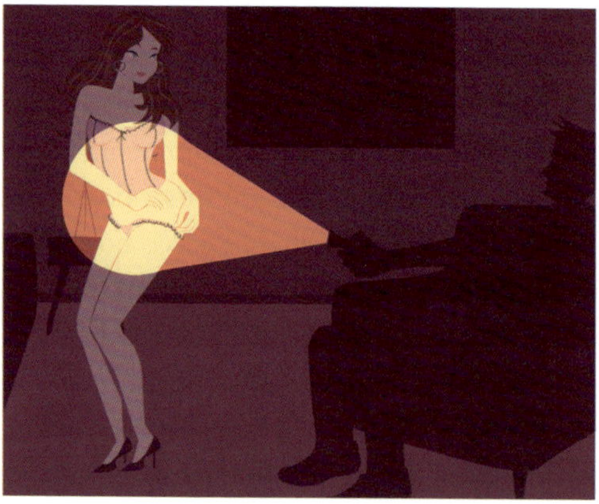

Para aquelas que querem apresentar uma performance mais sofisticada, um curso é sempre uma ótima ideia. Você terá a oportunidade de conhecer mulheres de todos os estilos e perceberá que perfeição física é, muitas vezes, o que menos importa. Verá mulheres magrinhas, gordinhas, que dançam bem, dançam mal e as que só tentam dançar. Ou seja, todas sentem medo e certa timidez, mas também o desejo de inovar, usar a criatividade e esquentar a relação.

Enfim, respire fundo, encha-se de coragem e mostre que você pode ser muito sensual e sedutora. No final das contas, a ideia é que tudo seja muito divertido e uma gostosa brincadeira.

Mais ideias picantes

Conversando com minhas alunas, sempre pergunto quais fantasias sexuais já realizaram e quais gostariam de realizar. Aqui estão algumas das mais interessantes que já ouvi.

Uma aluna se vestiu de garota de programa e ficou numa rua bem conhecida de Ribeirão Preto, por onde o marido passava todos os dias. Quando ele a viu, parou o carro na hora. Ela foi até ele, conversou, deu o preço e eles foram juntos para um motel. Aproveitaram a noite toda e, no final, ela ainda cobrou o valor combinado.

Outra aluna foi a um jantar de negócios com o marido, vestindo apenas um sobretudo, sem nada por baixo. Fez dois cortes enormes onde eram os bolsos. Logo após o jantar, que foi um pouco chato, ela pegou a mão do marido e colocou por dentro do sobretudo, sem que ninguém visse. Foi quando ele se deu conta do que estava acontecendo... Ela disse que nem conseguiram esperar até chegar a casa. Acabaram transando dentro do carro.

Uma aluna foi a um jantar com um vestido e sem roupa de baixo. No meio do jantar, entregou ao namorado um cartão que pedia para que ele adivinhasse a cor de sua calcinha e, na parte de dentro, revelava que ela estava sem nada. Ele ficou bem desorientado, quis conferir se ela estava falando a verdade ou não. Ao descobrir que era para vale, quis ir embora o mais rapidamente possível do restaurante.

Outra queria fazer algo diferente para o namorado. Terminou descobrindo que ele nunca tinha visto uma mulher de corpete e cinta-liga. Foi aí que teve a ideia de comprar um traje que lhe caiu como uma luva. Depois de se arrumar, deitou no quarto e ficou esperando. Quando ele chegou, ficou praticamente sem reação. A surpresa foi tanta que ele ficou paralisado. Mas depois, aproveitou a noite toda e adorou a iniciativa dela.

Já escutei tantas histórias que, se contasse todas, teríamos um novo livro. Você pode pensar em fantasias desde as mais simples, como transar em todos os cômodos de sua casa, até transar em plena rua. Vai da sua criatividade, coragem e, é claro, é bom não se esquecer do bom-senso.

É o que eu sempre digo: se existe cumplicidade entre o casal, tudo é válido.

Capítulo 13

O QUE TODA MULHER DEVERIA SABER SOBRE SEXO

Obviamente, pode existir uma grande distância entre saber sobre sexo e fazer sexo. Entretanto, precisamos admitir: quando não se sabe sobre o assunto, o mais provável é que, ao fazer, o resultado não seja tão satisfatório!

Portanto, saber nunca é demais. Além disso, meu objetivo, ao pesquisar dicas preciosas sobre o que toda mulher deve saber sobre sexo, não é apenas oferecer conceitos, mas estimulá-las a praticar esse deleite com muito mais propriedade, segurança, autoestima e prazer.

Que a mulher pode e deve ser criativa não é nenhuma novidade. Entretanto, muitas vezes não sabemos por onde e nem como começar a exercitar essa criatividade. O mais importante, sem dúvida, é o autoconhecimento. Mas nessa tecla já batemos inúmeras vezes ao longo deste livro. Afinal, quando a mulher sabe o que quer, como quer e como gosta, fica muito mais fácil conduzir a relação sexual de modo a atingir o orgasmo.

Aqui, agora, quero focar na seguinte verdade: falar não é uma prática que se faz somente com palavras. Todas as pessoas, especialmente as mulheres, falam também por meio de toques, olhares, movimentos e intenções. Por isso, invista nessas possibilidades. Surpreenda seu par e não deixe a rotina acabar com o que há de mais gostoso num encontro de casais.

Fique de olho no que o outro gosta e quer! Aprenda a agradar seu parceiro e a se agradar na mesma medida. Lembre-se de que não existe prazer de mão única. Precisa ser recíproco. Mas também não custa nada, e até rende mais do que você imagina, esforçar-se para agradar quem você ama. É um dos mais poderosos afrodisíacos que existem!

Mexa-se!

Definitivamente, nenhuma relação sexual se resume a uma mulher deitada, imóvel, e um homem por cima dela, fazendo movimentos de vai e vem. Portanto, mulher, não se esqueça de que você também faz parte da relação sexual. Não basta afastar as pernas e deixar a coisa acontecer. Mexa-se! Sinta, participe! São esses pequenos detalhes que farão você ser considerada boa de cama. O problema é que muitas querem conquistar esse título, mas não fazem esforço algum para merecê-lo.

Ensine o mapa do tesouro!

Os homens não têm vagina, é você a dona do mapa do tesouro. Ou seja, é sua responsabilidade aprender para depois ensinar a eles como as coisas aí dentro de você podem ou não funcionar. A vagina é um lugar misterioso, a começar por ser muito escondida, mas cada mulher sabe, certamente, dizer o que sente quando é tocada em cada ponto desse lugar que é uma mistura de caverna e vulcão. Então, ensine ao seu parceiro. Dê dicas para que ele saiba o que fazer, como fazer, com que força tocar, quanto apertar, com qual ritmo, para que você enlouqueça de prazer. Transforme esses pequenos ensinamentos em momentos de diversão. Diga que vão brincar de professora e aluno. Ele vai adorar aprender, pode apostar!

Não precisa publicar

Tudo o que você faz sozinha ou com seu parceiro pode, e talvez até deva, ficar só entre vocês. Não é preciso sair contanto para todo mundo. Até porque, no momento em que você conta, abre espaço para comentários, julgamentos e recriminações indesejáveis e desnecessários. A masturbação é um ótimo exemplo. É algo entre você e você mesma. Faz parte da vida sexual da mulher e quem não faz deveria fazer! Isso mesmo, masturbação não é algo de outro mundo. Muitas mulheres se masturbam e ganham um nível de intimidade com seu próprio corpo que não tinham antes dessa prática. Você não precisa se tocar e contar para seus vizinhos, mas precisa se tocar e descobrir como sente prazer. Depois, vai ser muito mais fácil mostrar e ensinar ao seu parceiro!

Não seja sua própria inimiga!

Convenhamos! O homem não merece a visão de uma calcinha bege enorme. Nem a de um pijama furado ou de uma camiseta de propaganda política. Também não é recomendado vestir a samba-canção dele. Mulher que quer seduzir ou atrair seu par para uma gostosa noite de amor tem de ser sensual, atraente e mostrar isso ao parceiro. Homens são visuais, excitam-se com o que veem. Calcinhas pequeninas são as preferidas deles! A cor? Descubra você mesma! Pergunte a ele, fale sobre o assunto e ele já vai começar a se excitar só de imaginar o que vem pela frente...

Bonita e cheirosa

Cuidar do seu "parque de diversões" faz parte da garantia de prazer. Higiene é fundamental. Ninguém merece aquele cheiro forte que parece gritar "afaste-se de mim!". Além disso, depilação garante beleza e diversão. A maioria dos homens gosta. Mas se você tem dúvida, pergunte ao seu parceiro como ele prefere: mais ou menos carequinha. Caso você não goste de depilação, ao menos apare os pelos para facilitar a vida do seu parceiro, caso ele faça sexo oral em você.

Eles adoram!

A maioria dos homens adora não só fazer, mas também receber sexo oral! Mas é claro que tem de ser bom para os dois. Se você ainda não consegue enxergar nada de bom nessa brincadeira, o ideal é que se dê a chance de descobrir como ela pode ser gostosa não só para ele, mas para você também. Porque se for pra fazer só para agradá-lo, melhor mesmo não fazer. Só o fato de a mulher desejar dar prazer ao seu parceiro já será um ótimo começo para se interessar em aprender e gostar de fazer sexo oral nele. Uma boa dica é se estimular ao mesmo tempo, usando a boca nele e a mão em si mesma. E caso isso ainda lhe pareça insuficiente, tente o famoso 69, em que os dois dão e recebem prazer ao mesmo tempo.

Se não sabe, pode aprender!

Se você acha que não sabe como masturbar seu parceiro, não perca mais tempo: pergunte a ele, o quanto antes, como deve fazer para que ele goste. Peça algumas dicas, interesse-se em saber com que força ele gosta de ser tocado, qual o melhor ritmo. Nesse caso, o mapa do tesouro está com ele, mas você pode se tornar expert no caminho que o leva ao ápice. Com certeza, ele vai adorar te ensinar tudo sobre o assunto.

Pode ser sexy e divertido!

Mulher inteligente usa preservativo. Não caia naquela famosa chantagem emocional que alguns fazem: "Se você me ama, não vai me pedir para usar preservativo". Amor é uma coisa, consciência e cuidado são outra completamente diferente. Se você gosta de transar, precisa gostar também de se cuidar. Além do mais, existem muitas marcas de preservativos que oferecem vantagens e até diversão ao casal. Perfumes, sabores e texturas diferentes transformam o ato protegido numa brincadeira em que vocês dois só têm a ganhar! Tenha sempre uma camisinha guardada na bolsa, pois você nunca sabe quando precisará dela.

Manobras que contam pontos!

Qual homem não deseja que a mulher saiba fazer movimentos e manobras sexuais diferentes? Certamente ele vai adorar ser o parceira de treinos quando o assunto for pompoarismo. Sentir o pênis sendo apertado, torcido (delicadamente, é claro!) e engolido é indescritível, e eles pegam fogo só de pensar nessa possibilidade. Ou seja, aprender a fazer pompoarismo vai transformar a vida sexual do casal para sempre. Nem a mulher nem o parceiro vão querer abrir mão dos benefícios que a técnica garante. Além disso, a mulher se torna muito mais saudável e bem resolvida com o próprio corpo.

Se ele te ama, vai te amar ainda mais...

Se a sua preocupação é com o que o parceiro vai pensar quando perceber que você sabe muito bem o que quer e como quer, que faz pompoarismo, usa calcinhas sensuais, cuida de sua intimidade com carinho e conhece e respeita seus próprios desejos, pare com isso já! Saiba que quando um homem ama uma mulher, ele quer que ela se sinta feliz e satisfeita sexualmente. Claro que existem os machistas e ignorantes, assim como também existem mulheres machistas, que desconhecem a si mesmas e o tema sexo. Entretanto, cada vez mais, as informações estão disponíveis para quem quiser aprender. Se achar conveniente, converse com o parceiro sobre o assunto, pergunte o que ele pensa a respeito e mostre o quanto se sentir à vontade sexualmente pode fazer bem à relação de vocês. Uma vez esclarecidas algumas dúvidas, vocês se tornarão muito mais íntimos e entregues. E não existe nada melhor do que deixar rolar um sexo que seja resultado de atração, desejo e a vontade de duas pessoas ficarem mais próximas. Seu caráter e sua personalidade não são definidos pelo modo como você transa. Pelo contrário, quanto mais verdadeira, íntegra e espontânea você for, mais isso contará a seu favor.

Reconhecimento faz crescer!

Não são só as mulheres que gostam de receber elogios, carinhos, carícias e principalmente de ser desejadas. Os homens também gostam e precisam de tudo isso para se sentir bem. Toda vez que você reconhece uma atitude positiva de seu parceiro, a tendência é que ele queira repetir. Os homens adoram acertar e saber que estão agradando. Comece a elogiar tudo o que ele faz de bom e sinta a diferença nos resultados!

Dê um desconto à distração

Sim, em geral, os homens são bem menos atentos e focados que as mulheres. Fazer surpresas, lembrar de datas ou reparar em algo diferente são atitudes bem mais frequentes nas mulheres, pois costumam ser mais românticas e detalhistas que eles. Portanto, dê um desconto e, mais do que isso, ajude-os a se lembrar daquilo que você não quer que passe despercebido. Por exemplo: você comprou uma lingerie nova. Não espere que ele repare e comente. Dê sinais, pequenos avisos, mensagens para que ele fique mais atento, tais como: "Comprei algo novo para usar essa noite e acho que você vai adorar!" ou "Tenho uma surpresa para você!". Às vezes, uma simples frase pode fazer toda a diferença para que sua iniciativa se torne uma noite sensacional.

Ele não é apenas um pênis!

A gente já sabe que eles adoram ser tocados no ponto principal, ou seja, o pênis. No entanto, os homens têm diversos pontos de excitação além desse. Basta você testar e descobrir os lugares mais sensíveis do corpo do seu parceiro. Preguiça e sexo são duas coisas que não combinam muito; então coragem, menina: desvende o corpo do seu parceiro com interesse e prazer.

Saia do lugar comum

Tenho descoberto que muitos homens ficam alucinados com mulheres mais ousadas, que topam transar em lugares diferentes e não ficam no "papai e mamãe" na mesma cama sempre. Por isso, minha dica é se soltar, relaxar e aproveitar! Aproveite as provocações do seu parceiro ou invente as suas! Proponha algumas pequenas loucuras ou coisas diferentes de vez em quando. Transar na frente do espelho, no banheiro, debaixo do chuveiro, na cozinha, na sala, no quintal, no carro, enfim, ... Certamente será interessante para os dois!

O que eles dizem...

"Fico bem chateado quando saio com alguma garota e ela, na hora de transar, não faz nada. Deita e fica parada, esperando por mim. Por que as mulheres acham que não têm de fazer nada durante a transa? Eu corro de mulheres assim. Saio uma vez pra não sair nunca mais."

M.O.S., 38 anos

"A melhor mulher de cama, para mim, é aquela que faz tudo o que tem vontade, a que diz o que gosta e se não gosta de algo também diz. Eu respeito a vontade dela. As mulheres tinham que ser mais liberais com suas vontades para podermos ter prazer juntos."

A.P.A., 35 anos

"Eu gosto muito de receber sexo oral, é uma das coisas de que mais gosto na verdade. Mas percebo que as mulheres têm certo receio. Quando comecei a namorar, conversei abertamente com minha parceira sobre o que eu gostava e do que ela gostava e foi bem legal. Hoje nos damos muito bem."

E.M.P., 28 anos

Capítulo 14

O QUE TODO HOMEM DEVERIA SABER SOBRE SEXO

Partimos do pressuposto de que homem já nasce pensando e aprendendo sobre sexo. Afinal, toda a nossa cultura, ainda com fortes resquícios patriarcais, corrobora para que os meninos considerem o sexo como prioridade e, mais do que isso, como uma das melhores práticas que conhecerão em toda sua vida.

Por isso, é fato que eles ainda sejam muito mais livres e autorizados para lidar com esse assunto do que as mulheres. E isso pode ser percebido pela ainda gritante diferença no modo como pais, mães e toda a sociedade tratam meninos e meninas. De um lado, eles são estimulados a desejar as meninas, a avaliar o sexo oposto e toda a sua genitália como algo "delicioso", devendo demonstrar que "quanto mais, melhor" para mostrar virilidade. De outro, as meninas são estimuladas a se recatar, considerar o sexo oposto e toda a sua genitália como "feia" e até "nojenta", demonstrar que o sexo não é tão importante e que "quanto menos, melhor" para garantir o lugar de moças que merecem ser levadas a sério.

É uma matemática ineficiente que só serve para conduzir a dupla homem-mulher a uma dinâmica neurótica e insatisfatória. Enquanto não reajustarmos nossas crenças sobre o que é prazer, desejo e o quanto cada pessoa, independentemente de seu gênero, está autorizada a vivenciar tudo isso, amargaremos muitos desencontros.

Por essas e outras, a ideia deste capítulo não é ensinar os homens a fazerem sexo, obviamente, isso eles já sabem! É, sobretudo, revelar a eles um pouco mais do que chamam de complexo mundo feminino. Mostrar detalhes importantes que passam despercebidos, fazendo com que todo o desempenho masculino vá por água abaixo. Pode apostar que, atentando para pequenas questões do universo sexual feminino, será muito mais fácil fazê-las terem um orgasmo e se sentirem felizes, aceitas e amadas. E, no final, os dois ganham, já que um dos maiores afrodisíacos para um homem é saber-se capaz de levar a mulher à loucura na cama, não é?

Então, fique atento ao que elas pedem sutil mas veementemente. Muitas vezes, ou melhor, na maioria das vezes, elas não têm coragem de dizer tudo o que querem com todas as letras pra você, olhando em seus olhos, mas para mim, durante um bate-papo descontraído e bem conduzido, elas fizeram suas mais profundas confissões.

Livre-se de crenças que só atrapalham

Sim, os homens têm razão quando dizem que as mulheres são cheias de tabus, medos e recalques. Claro que são, não é para menos, afinal ainda existem muitos homens que ficam preocupados e inseguros quando se veem diante de uma mulher que se solta, demonstra o quanto gosta de sexo e o quanto sabe o que e como quer. Sabendo desse preconceito da sociedade, muitas nem se permitem descobrir ou aprender sobre sexo ou sobre a própria sexualidade e se tornam pudicas e limitadas sexualmente. Mostre para sua parceira que ela pode se liberar, soltar suas amarras e se dar por inteira. Fale isso, demonstre com palavras e atitudes que, quanto mais à vontade ela se sentir, melhor para vocês dois. O sexo realmente valerá à pena!

Ela não tem de ser a mais linda e gostosa

A nossa cultura já exige demais das mulheres. Que sejam inteligentes, gostosas, lindas, tenham o corpo impecável e uma performance invejável na cama. No entanto, sabemos que a realidade não é bem assim, tão perfeita. Pelo contrário, esse excesso de exigências só faz com que elas se cobrem cada vez mais e se sintam sempre em débito, aquém do que deveriam. No entanto, se você perceber o quanto a sua mulher se sente estimulada e realmente maravilhosa quando você reconhece o que ela tem de bom, elogia seu corpo, sua beleza e sua inteligência e a faz se sentir a mais gostosa do mundo, em todos os sentidos, vai se surpreender com a performance dela. Ao se sentir desejada, ela se entrega ao parceiro. Então, não economize ao expressar o que enxerga de belo nela.

Prepare o terreno

Há quem diga que os homens são como "fogão a gás" e as mulheres, "fogão a lenha". Ou seja, para que eles acendam, basta tocar um botão, mas para que elas acendam, é preciso investir, assoprar, cuidar até que o fogo apareça. Sexualmente falando, significa que elas precisam de preliminares, de estímulos para que o corpo reaja e fique pronto para a penetração. Enquanto a mulher é excitada, a vagina começa a ser lubrificada, o canal vaginal aumenta e, principalmente, o útero muda de posição, sobe para dar espaço para a entrada do pênis. Se essas alterações não ocorrerem, além de não sentir prazer com a penetração, ela pode sentir dor, pois o pênis pode bater no colo do útero e machucá-la. Por isso, homens, não pensem que preliminares são apenas parte do charme feminino. Elas realmente precisam desse tempo para conseguir recebê-los e sentir prazer com isso!

A transa começa bem antes

Talvez porque se acostumaram à ideia de pensar em sexo o tempo todo ou entrar no clima a qualquer momento do dia, os homens se desligam de todo o resto e partem para a excitação muito facilmente. As mulheres, em geral, não. A maioria ainda relaciona o ato sexual com emoções específicas. Acredita que transar é consequência de um clima romântico ou uma demonstração de amor que receberam. Por isso, a noite não vai funcionar se você passar o dia todo ausente, sem dar nenhuma atenção a sua parceira ou, pior do que isso, brigar com ela, fazer grosserias, for incompreensivo, bravo e impaciente. Provavelmente, ela não vai querer transar. A maioria das mulheres prefere ser bem tratada do que apenas desejada sexualmente.

Depilação, sim!

Queridos homens, não estou dizendo que todos devem se depilar, como um ritual, mas saibam que aparar os pelos não é só uma questão de gosto ou estética, mas também de higiene e conforto para as mulheres, especialmente quando praticam sexo oral.

Saiba tocar o ponto certo

Parece incrível, mas ainda tem homem que não sabe o que é e nem onde fica um dos pontos mais prazerosos do corpo feminino: o clitóris. Felizmente, são poucos o que precisam de mapa, então vou falar com aqueles que já passaram pelo lugar e lá deixaram sua marca. Trata-se de uma espécie de botão, extremamente inervado e suscetível ao toque. Por isso, é preciso ir com calma, devagar. Tenho uma amiga que diz que é como câmbio de carro: é preciso engatar a primeira e só mudar a marcha quando a velocidade aumentar. Ou seja, chegar com tudo, apertando com força, esfregando e fazendo movimentos de lá para cá sem o menor cuidado vai fazer com que a mulher repudie o toque. É preciso um mínimo de sensibilidade e criatividade. Comece com manobras leves, com a boca e com a língua, e perceba se a parceira está gostando. Vale até perguntar. Lembre-se de que para ter uma boa relação sexual, é necessário cumplicidade. Não fique com vergonha de falar abertamente sobre seus gostos, mas também esteja preparado e aberto a ouvir as sugestões e críticas dela.

Beijo nem sempre é um disparador de sexo

Claro que um beijo bem gostoso é um ótimo começo para uma transa estimulante. No entanto, não é uma regra. Acontece que a maioria dos homens entende qualquer toque mais íntimo ou beijo mais longo como um convite para transar. Já ouvi de muitas de minhas alunas e pacientes que, depois de algum tempo de relacionamento, até perdem a vontade de beijar o parceiro, pois todo beijo acaba em sexo e, muitas vezes, não é isso que elas querem. Esperam apenas atenção, carinho, brincadeiras, conversas ao pé do ouvido... Acreditem, homens, esta é uma dica bem importante! O inicio de tudo é sempre um beijo, mas muitas vezes, um beijo é só um beijo mesmo. Caso a parceira queira algo mais, com certeza vai sinalizar isso a você.

O vibrador pode ser seu melhor amigo

Muitos homens ainda se assustam com a ideia de compartilhar sua parceira com um vibrador. A minha dica é: tente relaxar, abrir a mente e, ao menos, tentar. O brinquedinho pode ser um excelente aliado, e não um concorrente. É bobagem pensar que se a mulher usa é sinal de que você não dá conta do recado ou não é suficiente. Um dos tipos preferidos das mulheres é o vibrador clitoriano, você conhece? Pois deveria, justamente por já saber que um dos pontos mais sensíveis do corpo da mulher é o clitóris. Nem sempre é possível estimulá-lo da forma mais adequada ou durante o tempo todo em que ocorre a penetração. Para isso, conte com o vibrador. Além de não terem formato de pênis (pelo contrário, são bem pequenos), podem proporcionar muito mais prazer à mulher. Pense comigo: se ela ficar muito excitada na relação sexual, é bem provável que ela queira ter mais relações com você e ambos saiam ganhando com isso. De quebra, você não terá de se contorcer todo para alcançar o clitóris de sua mulher durante a penetração.

Preserve seu parque de diversões

Usar preservativo não é um cuidado somente com sua parceira, mas sobretudo consigo mesmo. Não caia nas crendices de que diminui o prazer! Isso é coisa do passado! Atualmente, existem diversas marcas, tamanhos, diâmetros, sabores, aromas, texturas e outros detalhes que garantem conforto e satisfação. Segurança é a palavra de ordem para quem se ama e pretende desfrutar o prazer sexual por muitos e muitos anos.

Ajude-a a perder a timidez

Você sabia que muitas mulheres gostariam de vestir roupas e lingeries diferentes para o parceiro, mas morrem de vergonha e não sabem como falar sobre isso? O mais interessante é que a maioria dos homens também adoraria brincar de fantasias, mas como ninguém toma coragem para falar do assunto deixam de experimentar momentos lúdicos e divertidos, sem contar a dose extra de prazer, claro! Aproveite, então, para transformar um dia normal num dia inesquecível! Presenteie sua mulher com uma lingerie ou mesmo uma fantasia e estimule-a a perder a timidez. Aos poucos, ela certamente vai se soltar e aproveitar a oportunidade.

Quem liga para o tamanho?

Todos nós sabemos que existe uma crença de que quanto maior o pênis, mais valorizado é o homem. Mas também já estamos cansados de saber que isso é bobagem. De verdade, tamanho não é documento e nem garantia de satisfação. Embora a maioria insista em querer ter pênis tamanho G, elas insistem em dizer que o excesso só serve para incomodá-las, já que precisarão estar extremamente excitadas para não se machucar com o grandão. Além disso, já está provado que a região mais sensível é a entrada da vagina e não no fundo. Ou seja, os primeiros seis ou sete centímetros de pênis já dão conta do recado, o resto é só complemento. Mas, enfim, se você realmente se sente incomodado com o tamanho do seu brinquedo, invista também em outros métodos de dar prazer como sexo oral, carícias, lambidas, mordidinhas. Use a criatividade e saiba que é isso o que mais conta na avaliação final.

Liberação total na intimidade x discrição total em público

Nem seria preciso dizer, mas ainda existem homens que adoram contar para a turma tudo o que fizeram (e até o que não fizeram) com uma mulher. Nada mais desestimulante. Se você costuma fazer isso, logo será conhecido como o boca-mole que não merece confiança, e sexo sem confiança não rola gostoso. Do mesmo modo, ficar cheio de machismos e preconceitos não ajuda em nada. As mulheres já são rotuladas e cobradas durante a vida toda. Se na intimidade, você vem com frases do tipo "mulher que faz isso é aquilo", "mulher que gosta assim é assado", ela vai se retrair com certeza. Lembre-se de que, entre quatro paredes, tudo pode desde que os dois queiram. Além disso, o que acontece entre vocês faz parte da intimidade dos dois, não é um acontecimento público!

As mulheres também são visuais

Depois que resolveram definir as mulheres como auditivas e os homens como visuais, fecharam-se várias portas. Ora, elas também gostam de ver a beleza do homem e eles também gostam de ouvi-las falar palavras carinhosas e sensuais. Portanto, homens, nós também não merecemos pijama velho, cueca rasgada ou esgarçada. Também ficamos atraídas e empolgadas com a ideia de uma cueca bonita, moderna, comprada especialmente para nós.

Comentários desnecessários

Guarde os defeitos que você enxerga em sua parceira para você. As mulheres já são preocupadas demais com celulites, estrias, gorduras, depilação etc. Claro que você pode dar alguns toques, mas seja sutil, pois nenhuma mulher fica satisfeita ao ouvir que está gorda, feia ou desarrumada. É bem provável que, se isso acontecer, você vai ser deixado no banco de reservas! Além disso, vale refletir se você também anda se cuidando para que sua parceira tenha interesse por você. Toda mulher merece um homem arrumado, cheiroso e agradável ao seu lado.

Confissões interessantes

Alguns detalhezinhos da intimidade de vocês, quando ditas na hora certa e do jeito certo, podem servir como potentes afrodisíacos. Por isso, escolha um momento em que estiverem namorando e conte a ela o que sentiu quando estavam transando. Fale de como se sentiu a cada movimento seu e dela. Isso servirá principalmente para derrubar pensamentos equivocados sobre esse momento de extrema intimidade. Certa vez, por exemplo, uma aluna me contou que se sentia horrível durante os movimentos de vai e vem do corpo, pois tinha a sensação de que estava tudo balançando e que essa cena devia ser um horror para o parceiro. No entanto, quando conversaram por acaso sobre esse assunto, ela descobriu que ele considerava muito excitante e que adorava olhar o corpo dela naquele momento. A partir daí, ela passou a curtir a relação de forma diferente, sem se incomodar com tantos detalhes.

Explore toda a região

O corpo da mulher é um todo excitável. Embora o clitóris realmente seja uma parte extremamente sensível, existem outras de grande excitação como seios, pescoço, nádegas etc. Mas lembre-se também de considerar que os hormônios femininos mudam com o passar dos dias, durante o mês. Sendo assim, o que excita sua parceira num dia pode não surtir o mesmo efeito em outro. Minha dica é para que os homens considerem cada relação como única. Na próxima, certamente podem aprender como o corpo da mulher funciona. Preguiça não combina com sexo. Se você quer ter uma boa relação sexual, tem que se empenhar e fazer as coisas acontecerem. Homens que preferem apenas ejacular devem se masturbar e pronto!

Falando nisso...

E por falar em masturbação, esse assunto e sua prática nem sempre são tão naturais para as mulheres. Você pode tentar conversar com sua parceira e contar o que pensa sobre o assunto. Juntos, vocês podem descobrir a forma mais gostosa de se masturbarem e conhecerem sensações diferentes, fazendo com que ela experimente o sexo de forma cada vez mais prazerosa.

Mais vale a qualidade que a quantidade

Excelência tem a ver com prática, treino. Quem fica pulando de galho em galho, transando com uma mulher diferente a cada dia, certamente não terá tempo de conhecer uma mulher e suas particularidades e dificilmente terá uma performance maravilhosa. Para ser mesmo bom de cama, é preciso aliar o ato em si com cumplicidade, amizade, amor. Tudo isso garante que o sexo fique cada vez melhor. Oferecendo sinceridade e confiança à sua parceira, não existirá homem melhor para ela!

Por fim, lembre-se: o final de uma transa é sempre o início de outra! Mesmo que vocês demorem dias para transar novamente, saiba que, para a próxima, vai poder contar com tudo o que aprendeu durante a última.

O que elas estão dizendo...

"Gosto de me sentir desejada. Quando percebo que o homem com quem estou quer muito me beijar, me tocar e me acariciar, já começo a ficar excitada. E quando ele sabe exatamente como fazer isso, quando conhece o corpo de uma mulher e demonstra que está ali para me satisfazer e me deixar feliz, então morro de tesão! Infelizmente, os homens, na maioria, estão mais interessados na própria satisfação e no próprio corpo."

M. S., 35 anos

"Acho bem complicado quando um cara não está a fim de transar, mas não tem coragem de falar. Fica arrastando o encontro, de um jeito bem meia-boca e

faz com que a mulher se sinta péssima, sem saber o que está acontecendo. Muito melhor seria se ele falasse que não quer ou que está cansado ou qualquer que seja a justificativa. O sexo tem de ser espontâneo, sem parecer algo artificial ou forçada. Autenticidade, sinceridade e diálogo são sempre a melhor opção."

C. A., 28 anos

"De nada adianta um homem desejar uma verdadeira amante na cama à noite se durante o dia ele foi ausente, estúpido ou grosseiro. Um bom relacionamento começa com pelo menos um bom-dia, uma mensagem carinhosa no celular. É justamente por causa de maus-tratos ou falta de carinho que, muitas vezes, sentimos dor de cabeça à noite..."

O. D., 35 anos

"Adoraria que os homens se convencessem, de uma vez por todas, de que as preliminares são necessárias, ou melhor, essenciais! Isso demonstra, no mínimo, que o parceiro se importa com a gente, que deseja nos satisfazer também. Homem egoísta é antiprazer."

A.L.S., 30 anos

"Uma das atitudes que mais admiro num homem é ele não dormir três segundos depois de gozar. Não estou dizendo que ele precisa ficar abraçado, fazendo declarações de amor, contando os problemas do dia etc., mas também, por favor, não precisa virar as costas para a gente e roncar, como se não estivéssemos ali! Afinal, a arte de tratar bem uma mulher não é tão difícil de ser dominada. É algo que não só eu como muitas de minhas amigas sentimos falta."

S.M., 36 anos

"Quando penso sobre algo que os homens precisam aprender sobre sexo, logo me vem à mente o sexo oral. Não gosto quando meu namorado vem com muita sede ao pote, passando a língua com força e sem cuidado. O pior é que eles acham que estão abafando! Nem sempre é bom ser tocada dessa forma. Em alguns dias, realmente queremos mais furor, mas noutros queremos algo mais tranquilo e delicado. Se ele não consegue perceber, poderia muito bem perguntar ou conduzir a situação até descobrir."

D.P., 37 anos